国家卫生和计划生育委员会"十二五"规划教材

全国中等卫生职业教育教材

供护理、助产专业用

老年保健

主　编　刘　伟

副主编　彭斌莎　陈　静

编　者（按姓氏笔画排序）

刘　伟（辽宁中医药大学附属卫生学校）

全丹花（黑龙江护理高等专科学校）

陈　静（太原市卫生学校）

张新琪（青岛第二卫生学校）

彭斌莎（成都铁路卫生学校）

董　博（辽宁中医药大学附属卫生学校）（兼秘书）

穆晓云（中国医科大学高等职业技术学院）

人民卫生出版社

图书在版编目（CIP）数据

老年保健/刘伟主编. —北京：人民卫生出版社，2015
ISBN 978-7-117-20824-6

Ⅰ. ①老… Ⅱ. ①刘… Ⅲ. ①老年人-保健 Ⅳ. ①R161.7

中国版本图书馆 CIP 数据核字（2015）第 125017 号

| 人卫智网 | www.ipmph.com | 医学教育、学术、考试、健康，购书智慧智能综合服务平台 |
| 人卫官网 | www.pmph.com | 人卫官方资讯发布平台 |

老 年 保 健

主　　编：刘　伟
出版发行：人民卫生出版社（中继线 010-59780011）
地　　址：北京市朝阳区潘家园南里 19 号
邮　　编：100021
E - mail：pmph @ pmph.com
购书热线：010-59787592　010-59787584　010-65264830
印　　刷：三河市宏达印刷有限公司（胜利）
经　　销：新华书店
开　　本：787 × 1092　1/16　印张：12
字　　数：300 千字
版　　次：2015 年 7 月第 1 版　2023 年 1 月第 1 版第 7 次印刷
标准书号：ISBN 978-7-117-20824-6
定　　价：26.00 元

打击盗版举报电话：010-59787491　E-mail：WQ @ pmph.com
质量问题联系电话：010-59787234　E-mail：zhiliang @ pmph.com

出版说明

为全面贯彻党的十八大和十八届三中、四中全会精神,依据《国务院关于加快发展现代职业教育的决定》要求,更好地服务于现代卫生职业教育快速发展的需要,适应卫生事业改革发展对医药卫生职业人才的需求,贯彻《医药卫生中长期人才发展规划(2011—2020年)》《现代职业教育体系建设规划(2014—2020年)》文件精神,人民卫生出版社在教育部、国家卫生和计划生育委员会的领导和支持下,按照教育部颁布的《中等职业学校专业教学标准(试行)》医药卫生类(第一辑)(简称《标准》),由全国卫生职业教育教学指导委员会(简称卫生行指委)直接指导,经过广泛的调研论证,启动了全国中等卫生职业教育第三轮规划教材修订工作。

本轮规划教材修订的原则:①明确人才培养目标。按照《标准》要求,本轮规划教材坚持立德树人,培养职业素养与专业知识、专业技能并重,德智体美全面发展的技能型卫生专门人才。②强化教材体系建设。紧扣《标准》,各专业设置公共基础课(含公共选修课)、专业技能课(含专业核心课、专业方向课、专业选修课);同时,结合专业岗位与执业资格考试需要,充实完善课程与教材体系,使之更加符合现代职业教育体系发展的需要。在此基础上,组织制订了各专业课程教学大纲并附于教材中,方便教学参考。③贯彻现代职教理念。体现"以就业为导向,以能力为本位,以发展技能为核心"的职教理念。理论知识强调"必需、够用";突出技能培养,提倡"做中学、学中做"的理实一体化思想,在教材中编入实训(实践)指导。④重视传统融合创新。人民卫生出版社医药卫生规划教材经过长时间的实践与积累,其中的优良传统在本轮修订中得到了很好的传承。在广泛调研的基础上,修订教材与新编教材在整体上实现了高度融合与衔接。在教材编写中,产教融合、校企合作理念得到了充分贯彻。⑤突出行业规划特性。本轮修订紧紧依靠卫生行指委,充分发挥行业机构与专家对教材的宏观规划与评审把关作用,体现了国家规划教材一贯的标准性、权威性、规范性。⑥提升服务教学能力。本轮教材修订,在主教材中设置了一系列服务教学的拓展模块;此外,教材立体化建设水平进一步提高,根据专业需要开发了配套教材、网络增值服务等,大量与课程相关的内容围绕教材形成便捷的在线数字化教学资源包,为教师提供教学素材支撑,为学生提供学习资源服务,教材的教学服务能力明显增强。

人民卫生出版社作为国家规划教材出版基地,获得了教育部中等职业教育专业技能课教材选题立项24个专业的立项选题资格。本轮首批启动了护理、助产、农村医学、药剂、制药技术专业教材修订,其他中职相关专业教材也将根据《标准》颁布情况陆续启动修订。

全国卫生职业教育教学指导委员会

全国中等卫生职业教育"十二五"规划教材目录

护理、助产专业

序号	教材名称	版次	课程类别	所供专业	配套教材
1	解剖学基础 *	3	专业核心课	护理、助产	√
2	生理学基础 *	3	专业核心课	护理、助产	
3	药物学基础 *	3	专业核心课	护理、助产	√
4	护理学基础 *	3	专业核心课	护理、助产	√
5	健康评估 *	2	专业核心课	护理、助产	√
6	内科护理 *	3	专业核心课	护理、助产	√
7	外科护理 *	3	专业核心课	护理、助产	√
8	妇产科护理 *	3	专业核心课	护理、助产	√
9	儿科护理 *	3	专业核心课	护理、助产	√
10	老年护理 *	3	老年护理方向	护理、助产	√
11	老年保健	1	老年护理方向	护理、助产	
12	急救护理技术	3	急救护理方向	护理、助产	√
13	重症监护技术	2	急救护理方向	护理、助产	
14	社区护理	3	社区护理方向	护理、助产	√
15	健康教育	1	社区护理方向	护理、助产	
16	解剖学基础 *	3	专业核心课	助产、护理	√
17	生理学基础 *	3	专业核心课	助产、护理	√
18	药物学基础 *	3	专业核心课	助产、护理	√
19	基础护理 *	3	专业核心课	助产、护理	√
20	健康评估 *	2	专业核心课	助产、护理	√
21	母婴护理 *	1	专业核心课	助产、护理	√

续表

序号	教材名称	版次	课程类别	所供专业	配套教材
22	儿童护理 *	1	专业核心课	助产、护理	√
23	成人护理（上册）—内外科护理 *	1	专业核心课	助产、护理	√
24	成人护理（下册）—妇科护理 *	1	专业核心课	助产、护理	√
25	产科学基础 *	3	专业核心课	助产	√
26	助产技术 *	1	专业核心课	助产	√
27	母婴保健	3	母婴保健方向	助产	√
28	遗传与优生	3	母婴保健方向	助产	√
29	病理学基础	3	专业技能课	护理、助产	√
30	病原生物与免疫学基础	3	专业技能课	护理、助产	√
31	生物化学基础	3	专业技能课	护理、助产	
32	心理与精神护理	3	专业技能课	护理、助产	
33	护理技术综合实训	2	专业技能课	护理、助产	√
34	护理礼仪	3	专业技能课	护理、助产	
35	人际沟通	3	专业技能课	护理、助产	
36	中医护理	3	专业技能课	护理、助产	
37	五官科护理	3	专业技能课	护理、助产	√
38	营养与膳食	3	专业技能课	护理、助产	
39	护士人文修养	1	专业技能课	护理、助产	
40	护理伦理	1	专业技能课	护理、助产	
41	卫生法律法规	3	专业技能课	护理、助产	
42	护理管理基础	1	专业技能课	护理、助产	

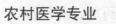

农村医学专业

序号	教材名称	版次	课程类别	配套教材
1	解剖学基础 *	1	专业核心课	
2	生理学基础 *	1	专业核心课	
3	药理学基础 *	1	专业核心课	
4	诊断学基础 *	1	专业核心课	
5	内科疾病防治 *	1	专业核心课	
6	外科疾病防治 *	1	专业核心课	
7	妇产科疾病防治 *	1	专业核心课	
8	儿科疾病防治 *	1	专业核心课	
9	公共卫生学基础 *	1	专业核心课	
10	急救医学基础 *	1	专业核心课	
11	康复医学基础 *	1	专业核心课	
12	病原生物与免疫学基础	1	专业技能课	
13	病理学基础	1	专业技能课	
14	中医药学基础	1	专业技能课	
15	针灸推拿技术	1	专业技能课	
16	常用护理技术	1	专业技能课	
17	农村常用医疗实践技能实训	1	专业技能课	
18	精神病学基础	1	专业技能课	
19	实用卫生法规	1	专业技能课	
20	五官科疾病防治	1	专业技能课	
21	医学心理学基础	1	专业技能课	
22	生物化学基础	1	专业技能课	
23	医学伦理学基础	1	专业技能课	
24	传染病防治	1	专业技能课	

药剂、制药技术专业

序号	教材名称	版次	课程类别	配套教材
1	基础化学 *	1	专业核心课	
2	微生物基础 *	1	专业核心课	
3	实用医学基础 *	1	专业核心课	
4	药事法规 *	1	专业核心课	
5	药物分析技术 *	1	专业核心课	
6	药物制剂技术 *	1	专业技能课	
7	药物化学 *	1	专业技能课	
8	会计基础	1	专业技能课	
9	临床医学概要	1	专业技能课	
10	人体解剖生理学基础	1	专业技能课	
11	天然药物学基础	1	专业技能课	
12	天然药物化学基础	1	专业技能课	
13	药品储存与养护技术	1	专业技能课	
14	中医药基础	1	专业核心课	
15	药店零售与服务技术	1	专业技能课	
16	医药市场营销技术	1	专业技能课	
17	药品调剂技术	1	专业技能课	
18	医院药学概要	1	专业技能课	
19	医药商品基础	1	专业核心课	
20	药理学	1	专业技能课	

注:1. * 为"十二五"职业教育国家规划教材。
    2. 全套教材配有网络增值服务。

护理专业编写说明

根据教育部的统一部署,全国卫生职业教育教学指导委员会组织全国百余所中等卫生职业教育相关院校,进行了全面、深入、细致的护理专业岗位、教育调查研究工作,制订了护理专业教学标准。标准颁布后,全国卫生行指委全力支持人民卫生出版社规划并出版助产专业国家级规划教材。

本轮教材的特点是:①体现以学生为主体、"三基五性"的教材建设与服务理念:注重融传授知识、培养能力、提高素质为一体,重视培养学生的创新、获取信息及终身学习的能力,注重对学生人文素质的培养,突出教材的启发性。②满足中等卫生职业教育护理专业的培养目标要求:坚持立德树人,面向医疗、卫生、康复和保健机构等,培养从事临床护理、社区护理和健康保健等工作,德智体美全面发展的技能型卫生专业人才。③有机衔接高职高专护理专业教材:在深入研究人卫版三年制高职高专护理专业规划教材的基础上确定了本轮教材的内容及结构,为建立中高职衔接的立交桥奠定基础。④凸显护理专业的特色:体现对"人"的整体护理观、"以病人为中心"的优质护理指导思想;护理内容按照护理程序进行组织,教材内容与工作岗位需求紧密衔接。⑤把握修订与新编的区别:本轮教材是在"十一五"规划教材基础上的完善,因此继承了上版教材的体系和优点,同时注入了新的教材编写理念、创新教材编写结构、更新陈旧的教材内容。⑥整体优化:本套教材注重不同层次之间,不同教材之间的衔接;同时明确整体规划,要求各教材每章或节设"学习目标""工作情景与任务"模块,章末设"思考题或护考模拟"模块,全书末附该课程的实践指导、教学大纲、参考文献等必要的辅助内容。⑦凸显课程个性:各教材根据课程特点选择性地设置"病案分析""知识窗""课堂讨论""边学边练"等模块,50学时以上课程编写特色鲜明的配套学习辅导教材。⑧立体化建设:全套教材创新性地编制了网络增值服务内容,每本教材可凭封底的唯一识别码进入人卫网教育频道(edu.ipmph.com)得到与该课程相关的大量的图片、教学课件、视频、同步练习、推荐阅读等资源,为学生学习和教师教学提供强有力的支撑。⑨与护士执业资格考试紧密接轨:教材内容涵盖所有执业护士考点,且通过章末护考模拟或配套教材的大量习题帮助学生掌握执业护士考试的考点,提高学习效率和效果。

全套教材共29种,供护理、助产专业共用。全套教材将由人民卫生出版社于2015年7月前分两批出版,供全国各中等卫生职业院校使用。

前　言

随着世界范围内老龄化社会的到来，如何延缓衰老，如何维护和促进老年人健康，提高老年人的生活质量，为老年人提供全面、系统、规范的老年预防保健服务是护理人员面临的严峻挑战。为满足社会对老年保健专业人才的需要，大力发展老年护理事业，加快培养老年护理专业人才，加速老年护理方向的教材建设已迫在眉睫。

《老年保健》为全国中等卫生职业学校护理专业新增规划教材。本书依据中等职业学校专业教学标准，力求符合中等护理和助产专业的培养目标和要求，编写时突出中等职业教育特点，秉承简明、实用、易懂的原则，充分考虑到学生毕业后的社会需求，重点强调老年人"健康促进、预防保健"的内容。本教材具有以下特点：①全书贯穿以"整体观念"为指导，以老年人健康为中心，以预防保健为主线，维持老年人的最佳健康状态，以达到健康老龄化的目标。②具体内容安排涵盖老年人躯体、心理、社会整体人的健康保健。③为提高学生学习兴趣、便于学生掌握重点，每章前面有"学习目标""情景导入"，每章中间设计了一些"知识链接"。④为巩固所学知识，提高学生的综合运用能力，在每章后都有"护考模拟题"，书末附有参考答案。

本书共分九章，内容包括绪论、老年人的起居保健、老年人的饮食保健、老年人的运动保健、老年人的心理保健、老年人的药物保健、老年人的四季养生、老年人常见健康问题的预防保健、老年人常见疾病的预防保健。

本书可供中等卫生职业教育护理、助产专业学生和临床护理人员作为教材和参考资料使用，也可作为老年保健知识的参考书，为社区护理人员、老年护理岗位培训、养老机构护理人员及广大读者使用。

在编写本书的过程中，各编者所在单位给予了大力支持和鼓励，在此一并表示诚挚的谢意！

由于编写时间紧迫，且编者能力与水平有限，本书难免有疏漏之处，恳请专家、护理同仁、各位读者及使用本教材的师生和同行斧正。

刘　伟

2015 年 5 月

目 录

第一章 绪 论

学习目标

1. 具有高度责任心,以人为本,尊重、关心、善待老年人。
2. 掌握老年保健、自我保健的概念;老年保健重点人群;老年人自我保健措施。
3. 熟悉老年保健的基本原则、任务与策略;老年人的健康行为与健康促进。
4. 了解国内外老年保健的发展现状。
5. 学会指导老年人进行自我保健,促进老年人健康。

工作情景与任务

导入情景:

叶奶奶,88 岁,丧偶,独居,生活能够自理,子女在本地工作。老人乐观开朗,愿意与老朋友一起逛街散步,有吸烟习惯,喜欢在电脑上玩游戏。老人有高血压病史,最近偶尔有头晕、头疼,血压增高,现入院治疗。

工作任务:
1. 正确分析老人可能出现的健康问题。
2. 针对问题,为老人制订一份自我保健计划。

随着我国社会经济和医疗保健事业的不断进步,人们生活及健康水平的不断提高,人类平均寿命在逐渐延长,老年人口不断增多,因此,满足老年人的健康需求,提高老年人的生活质量,是当前我国十分重要的任务。作为老年保健工作者,不能仅仅追求延长老年人寿命,更应当树立"健康寿命"新观念,为此,做好老年保健工作具有重要意义。

第一节 老年保健概述

一、老年保健的概念

世界卫生组织(World Health Organization,WHO)老年卫生规划项目认为,老年保健(health care in elderly)是在平等享有卫生资源的基础上,充分利用现有的人力、物力,以促进

1

和维护老年人健康为目的,发展老年保健事业,使老年人得到基本的医疗、护理、康复、保健等服务。

老年保健事业是以维持和促进老年人健康为目的,开展老年防病、治病、康复、生活方式指导及健身等一系列的保健活动,如建立健康手册,对老年人进行健康咨询、健康体检、康复训练等。老年保健的具体内容包括老年人的日常生活、饮食、运动、心理、用药、常见健康问题与疾病等方面保健。

二、老年保健的重点人群

(一)高龄老年人

高龄老年人是指80岁以上的老年人。高龄老年群体中60%~70%有慢性病,随着年龄增加,老年人的健康状况不断下降,常有多种疾病共存,病情复杂、病程长,同时存在一些心理问题,因此,高龄老年人对医疗保健需求日益增大。

(二)独居老年人

随着社会的发展和人口老龄化、高龄化,家庭结构小型化,我国"空巢家庭"的比例逐渐增多,导致独居老人对医疗保健需求增多。如何为老年人提供健康服务,送医送药上门,解决老年人的医疗保健问题,减轻老年人的压力,是全社会都应关注的问题。

(三)丧偶老年人

丧偶老年人随年龄增长而增加,女性丧偶概率大于男性。丧偶对老年人的生活带来很大影响,尤其是心理方面。丧偶的老年人发生心理障碍的概率高于有配偶者。丧偶常常导致老年人原有疾病复发或患抑郁症,因此,应重视对丧偶老年人的健康保健。

(四)新近出院的老年人

近期出院的老年人,因病情尚未完全康复,需要继续治疗和康复护理,如不能积极治疗,疾病极易复发甚至导致死亡。因此,社区医护人员应到家庭随访和观察。

(五)精神障碍的老年人

精神障碍的老年人常见为神经衰弱、焦虑症、抑郁症、老年痴呆病人,其特点为认知功能减退或丧失,自理能力减退,医疗护理和保健服务需求高于其他人群,所以,医护人员和全社会都应关注精神障碍的老年人。

三、国内外老年保健的发展

(一)国外老年保健的发展

以英国、美国、日本发达国家老年保健制度的建立和发展为例,介绍国外老年保健事业的发展情况。

1. 英国的老年保健 老年保健最初源于英国。英国的老年保健分为医院和社区两个部分,医院设有老年病科及老年病床,并且有老年病专科医生。医院与社区在老年保健方面有广泛的联系。由于老年问题是一个严重的社会卫生问题,英国按照 I 级预防原则,以社区保健为重点,采取了一系列的老年保健措施。英国卫生服务体系的基本特征是全民免费的国家保健服务制度和社区卫生服务。英国是现代社区卫生服务的发源地。社区卫生服务在英国卫生系统中的地位及对维护居民健康的重要作用,引起了国际卫生界的广泛关注,社区卫生服务的模式和经验被许多国家效仿和借鉴。

2. 美国的老年保健　美国的老年保障制度始于 1965 年,老年健康保险被写进《社会保障法》,从 1966 年 7 月美国老年人开始享有老年健康保险:A 类保险(强制性的住院保险),用于支付住院治疗费用、家庭保健治疗费用和临终关怀医院的费用;B 类保险(附加医疗保险)用于支付医生的服务费用和医院门诊服务费。在美国,老年服务的机构主要有护理之家、日间护理院、家庭保健、老人养护院等,大约有 20% 的老年人每年要在这里接受一次服务,他们享有保健、住房和营养在内的广泛服务。

3. 日本的老年保健　日本是一个经济发达的国家,也是世界第一长寿国。日本的老年保健制度是在 20 世纪 70 年代以后逐步建立和完善起来的。日本的老年保健目前已形成了一套比较完整的体系,有老年保健法、老年福利法、护理保险法,并逐步形成了以医疗、老年保健设施和老人访问护理等一系列制度。建立多元化的养老服务是日本社区老年保健的主要特点,老年保健机构把老年人的疾病预防、治疗、护理、功能训练及健康教育等方面结合起来,对保持老年人的身心健康起了很大作用。

(二)国内老年保健的发展

中国老年学和老年医学研究开始于 20 世纪 50 年代中期。自 1977 年后,老年医学与老年生物学开始复苏。中国政府对老年工作十分关注,从 1980 年起,国家颁布和实施了一系列的法律法规和政策。1982 年中国政府批准成立了中国老龄问题全国委员会,建立了老年学和老年医学的研究机构,老年心理学、老年社会学等应运而生,老年保健观念也开始改变。

2001 年国务院印发《中国老龄事业发展"十五"计划纲要(2001—2005 年)》,提出了老年人卫生保健发展的目标、任务和措施。同年,卫生部印发《关于加强老年卫生工作的意见》,对加快老年卫生事业发展做出具体部署。2006 年印发的《中国老龄事业发展"十一五"规划》明确指出"建立健全以社区卫生服务为基础的老年医疗保健服务体系"。老年卫生保健工作还被纳入《全国健康教育与健康促进工作规划纲要(2005—2010 年)》、《中国护理事业发展规划纲要(2005—2010 年)》、《中国精神卫生工作规划(2002—2010 年)》等一系列卫生工作发展规划中。

2006 年颁布实施的《国民经济和社会发展"十一五"规划纲要》把实施爱心护理工作,加快发展面向高龄病残老年人的护理服务设施纳入规划重点。2009 年国务院印发的《医药卫生体制改革近期重点实施方案(2009—2011 年)》提出"定期为 65 岁以上老年人做健康检查"。

目前,我国已经初步建立了覆盖城乡的基层卫生服务网络,许多大城市如北京、上海、天津、成都、广州等地开展了不同程度的社区老年卫生保健服务工作,包括开设家庭病床、建立托老中心和老年护理医院等。为了加速发展我国的老年医疗保健事业,我们正在借鉴发达国家的经验,吸取教训,对全民保健采取更积极主动的对策,积极探索和发展具有中国特色的老年保健模式。

目前我国老年保健模式包括:①将老年医疗保健纳入三级预防保健网的工作任务之中。②医疗单位与社会保健、福利机构紧密结合。③开展老年人社区、家庭医疗护理服务。④建立院外保健福利机构,开展服务项目,如开办临终关怀医院、养老院、福利院、老年公寓、老年活动站等。⑤积极开展老年健康教育。⑥加强老年医疗保健的科学研究。⑦加强老年医学保健人才的培养。

第二节　老年保健的原则、任务和策略

一、老年保健原则

（一）老年保健的基本原则

1. **全面性原则**　老年人健康包括身体健康、心理健康、社会适应良好和道德健康等，是一个全方位的健康。所以，老年保健应该是多层次、多维度、综合性的。为提高老年人生存质量，需要从老年人的疾病预防、治疗、康复、健康促进、保持良好的精神状态、提高适应社会能力等方面开展工作。

2. **区域化原则**　是指以社区为基础提供老年保健，即以一定区域为单位，社区医护人员针对本地区老年人独特的需要进行专门训练和服务安排，以确保在必要的时间、地点为老年人提供援助。老年保健的区域化使老年人能更方便、快捷地获得保健服务。依据中国的文化积淀和习俗，老年人更乐意留在社区，实行以家庭为依托的保健，而不愿住各层次的老年保健机构，因此，老年人的居家保健将是未来老年保健的主要形式。

3. **费用分担原则**　由于日益增长的老年保健需求和财政支持的紧缺，我国老年保健费用采取多渠道筹集社会保障基金的办法，即政府承担一部分、保险金补偿一部分、老年人自己承担一部分。这种"风险共担"的原则得到大多数人的认同。

4. **功能分化原则**　是指在对老年健康多层次的认识基础上，对老年保健的各个层面所开展的以老年人保健为目的的各类组织机构，如老年护理院、三级预防保健网、家庭病床、临终关怀医院等。老年保健功能分化是随着老年保健需求及我国的国情而产生的，在老年保健计划、组织、实施及评价方面都体现出来。

（二）联合国老年政策原则

1991 年 12 月 16 日联合国大会通过了《联合国老人原则》。该原则强调老年人的参与、独立、照顾、自我实现和尊严。其原则包括：

1. **独立性原则**

（1）老年人应通过收入、家庭和社区支持及自我储备去获得足够的食物、住宅及庇护场所。

（2）老年人应有继续参加工作的机会或其他有收入的机会。

（3）老年人应当能参与决定何时及采取何种方式从劳动力队伍中退休。

（4）老年人应当有机会获得适宜的教育和培训。

（5）老年人应当能够生活在安全、与个人爱好和能力变化相适应及丰富多彩的环境中。

（6）老年人应当能够尽可能长期生活在家中。

2. **参与性原则**

（1）老年人可以参加社会活动，参与部分卫生法规之类的政策制定等，并与年轻人共同开发科研等工作，享受同等待遇。

（2）老年人可以积极参与社区服务，根据兴趣发挥自己的特长。

（3）老年人可以组织自己的协会或组织。

3. **保健与照顾原则**

（1）老年人应享有与其社会文化背景相适应的家庭和社区的照顾与保护。

（2）老年人应享有卫生保健护理服务，以维持或重新获得最佳的生理、心理与情绪健康水平，预防或推迟疾病的发生。

（3）老年人应享有社会和法律的服务，以提高其自主能力，得到更好的保障和照顾。

（4）老年人应利用适宜的服务机构，获得政府提供的保障、康复、心理和社会性服务及精神支持。

（5）老年人在其所归属的任何一种庇护场所、保健和治疗机构中都能享受人权和基本自由，包括充分尊重他们的尊严、信仰、利益、需求、隐私，以及对其自身保健和生活质量的决定权。

4. 自我实现与自我成就原则

（1）老年人应当追求充分发展自己潜力的机会。

（2）老年人应当享受社会中的教育、文化、精神和娱乐资源。

5. 尊严性原则

（1）老年人生活应有尊严和保障，避免受到剥削和身心虐待。

（2）所有老年人都应被公正对待，并尊重他们对社会的贡献。

二、老年保健任务

老年保健工作的目的是要运用老年医学知识开展老年病的防治工作，加强老年病的监测，控制慢性病和伤残的发生。开展老年人群健康教育，指导老年人的日常生活和健身锻炼，提高健康意识和自我保健能力，延长老年人的健康期望寿命，提高老年人的生活质量。因此，老年保健任务的完成需要依赖一个完善的医疗保健服务体系，即需要在老年医院或老年病房、中间服务机构、社区及临终关怀设施内，充分利用社会资源，做好老年保健工作。

（一）老年人医院或老年病房的保健护理

医院内的医护人员应掌握老年病人的临床特征，运用老年医学和护理知识，配合医生有针对性地做好住院老年病人的治疗、护理和健康教育工作。

（二）中间服务机构中的保健护理

中间服务机构是指介于医院和社区、家庭中间的老年服务保健机构，如老人护理院、老人疗养院、日间老年护理站、养老院、老年公寓等。中间服务机构的老年保健护理，可以协助老年人解决生活中所面临的健康问题，指导老年人每日按时服药、定期检查、康复训练，满足老年人的健康保健需要。

（三）社区家庭中的老年保健护理

社区家庭老年保健服务是老年保健的重要工作内容之一，是方便老年人保健服务的主要形式，可以减轻医疗负担，并能满足老年人基本的医疗、护理、健康保健、康复服务等。

三、老年保健策略

（一）21 世纪全球养老新策略

2007 年国际老龄联合会提出 21 世纪全球养老新策略：随着物质条件的极大改善，老年人从满足物质需求向满足精神需求方向发展。养老的精神和文化健康目标成为老年人的主要需求。养老原则从经验养生向科学养生发展。养老的目标从追求生活质量向追求生命质量转化，养老的目标是动态的。如果说长寿是最初也是最古老的目标，健康则是现在的目标，而尊严则是 21 世纪老龄化社会的目标。养老的意义从安身立命之本向情感心理依托转变。

（二）中国特色的老年保健策略

在现有的经济和法律基础上，建立符合我国国情的老年保健制度和体系是老年保健事业的关键。针对老年人的权益和特点，根据老年保健目标，可将我国的老年保健策略归纳为6个"有"，即"老有所养""老有所医""老有所乐""老有所学""老有所为""老有所教"。前3个"有"关系到老年人的生存和健康问题，后3个"有"关系到老年人的发展和成就。

1. 老有所养——老年人的生活保障　家庭养老仍然是我国老年人养老的主要方式，但是由于家庭养老功能的逐渐弱化，养老必然由家庭转向社会，特别是社会福利保健机构。建立完善的社区老年服务设施和机构，增加养老资金的投入，确保老年人的基本生活和服务保障，将成为老年人安度幸福晚年的重要方面。

2. 老有所医——老年人的医疗保障　大多数老年人随着年龄的增长，健康问题和疾病逐渐增多。要改善老年人口的医疗状况，就必须首先解决好医疗保障问题。只有深化医疗保健制度的改革，逐步实现社会化的医疗保险，运用立法的手段和国家、集体、个人合理分担的原则，将大多数的公民纳入这一体系当中，才能真正实现"老有所医"。

3. 老有所乐——老年人的文化生活　老年人在离开劳动生产岗位之前，奉献了自己的一生，因此有权继续享受生活的乐趣。国家、集体和社区都有责任为老年人的"所乐"提供条件，积极引导老年人正确和科学地参与社会文化活动，提高身心健康水平和文化修养。"老有所乐"的内容十分广泛，如社区内可建立老年活动站，开展琴棋书画、阅读欣赏、体育文娱活动，饲养鱼虫花草、组织观光旅游、参与社会活动等。

4. 老有所学——老年人的发展　老年人虽然在体力和精力上不如青年人和中年人，但老年人在人生岁月中积累了丰富的经验和广博的知识，是社会的宝贵财富。因此，老年人仍然存在着一个继续发展的问题。老年人可根据自己的兴趣爱好选择学习内容，如弹琴、绘画、烹调、缝纫等，这些知识又给老有所为创造了一定的条件或有助于老年人潜能的发挥。

5. 老有所为——老年人的成就　老有所为可分为两类：①直接参与社会发展，将自己的知识和经验直接用于社会活动中，如从事各种技术咨询服务、医疗保健服务、人才培养等。②间接参与社会发展，如献计献策、社会公益活动、编史或写回忆录、参加家务劳动、支持子女工作等。在人口老龄化日益加剧的今天，不少国家开始出现了劳动力缺乏的问题，老有所为在一定程度上也可以缓和这种矛盾；同时，老有所为也为老年人增加了个人收入，对提高老年人在社会和家庭中的地位及进一步改善自身生活质量起到了积极的作用。

6. 老有所教——老年人的教育及精神生活　老年群体是相对脆弱的群体，经济脆弱、身体脆弱、心理脆弱。科学的、良好的教育和精神文化生活是老年人生活质量和健康状况的前提和保证。因此，社会有责任对老年人进行科学的教育，充分利用先进文化武装人、教育人、塑造人、鼓舞人，建立健康、丰富、高品位的精神文化生活。

第三节　老年人自我保健和健康行为促进

一、老年人自我保健

（一）自我保健的概念

自我保健（self- health care）是指人们为保护自身健康所采取的一些综合性的保健措施。

老年人自我保健是指健康或罹患某些疾病的老年人,利用自己所掌握的医学知识和科学的养生保健方法,简单易行的康复治疗手段,依靠自己、家庭或周围的力量对身体进行自我观察、诊断、预防、治疗和护理等活动。

老年人自我保健的重点是在医护人员的健康教育和指导下,学会主动改善生活环境,建立正确的健康意识,养成积极向上的心理状态,改变不良的生活习惯和行为方式,消除危险因素,提高自我保健能力,建立健康、文明和科学的生活方式。因此,每位老年人都应该学会一些医疗保健常识和简单易行的养生保健方法,通过自我保健,可预防疾病、早期发现疾病并及时治疗疾病,最终实现健康老龄化。

(二)自我保健的内容

1. 适应环境变化,增强自立意识　面对不断变化的环境,老年人应采取积极的生活态度,以自立为荣,尽可能保持独立生活能力。自立程度提高的同时,也有利于提高自己的生活质量、尊严和在家庭中的地位。

2. 注重晚年健康知识的学习　健康知识的学习是自我保健的重要环节。通过社区组织的健康知识讲座、老年杂志有关卫生保健知识的宣传、电视传播以及网络保健知识查询等途径,提高老年人健康知识水平。

3. 保持健康的行为习惯　健康行为是指个体和群体表现出的在客观上有利于自身和他人健康的行为。老年人在日常行为规范上应保持良好的健康行为,如生活规律、戒烟限酒、合理膳食、坚持适量运动、保持心理平衡、保证充足睡眠、培养良好兴趣爱好、回归自然等。

4. 积极参加社区保健活动　老年人应该积极参加社区的各种预防保健活动,如健康教育、健康体检等活动,不断提高自我保健意识,达到增强自我保健意识和能力的目的。

二、自我保健的环节

老年人自我保健环节即实施自我保健的具体措施,包括自我预防、自我监测、自我治疗、自我护理、自我急救、定期体检。

1. 自我预防　是指建立健康的生活方式,是预防疾病的重要措施。主要包括养成良好的生活、饮食、卫生习惯,调整和保持良好的心理状态,坚持适度运动、科学锻炼等。

2. 自我监测　主要是观察自觉症状和所能看到的体征变化,包括自我观察和自我检查两部分。自我观察是通过"视、听、嗅、触"等方法观察自己的健康情况;自我检查,即通过自己所能掌握的试剂、仪器、器械等工具,进行检查。老年人还要学会体温、脉搏、呼吸、血压的测量方法及注意事项,掌握相应的正常值。随时注意自己身体所发生的变化,及时寻求相应的医疗保健服务。

3. 自我治疗　主要指对轻微损伤和慢性病的自我治疗。如患有慢性心肺疾病的老年人会在家中使用氧气枕、小氧气瓶等吸氧;糖尿病病人可学会自己进行皮下注射胰岛素;常见慢性病病人的自我服药等。

4. 自我护理　增强生活自理能力,根据自己的病情,运用家庭护理知识进行自我保护、自我照料及自我调节等护理活动。

5. 自我急救　在特殊危急的情况下,老年人及家属应具有一定的急救常识,才能最大限度地提高治疗效果,挽救病人的生命。如熟知急救电话和指定医院,外出时随身携带自制急救卡,随身携带急救药盒等。

6. 定期体检 定期健康体检可以使新患疾病得以早期发现、及时治疗,避免引起严重后果。

 知识窗

健康的"五大基石"

早在 1992 年 WHO 就提出了健康的"四大基石"(合理膳食、适量运动、戒烟限酒、心态平衡)。可是随着社会的不断进步,我们原有的工作和生活习惯受到了强烈冲击,发生睡眠障碍的人也逐渐增多,缺乏良好的睡眠必然影响到人体健康。因此,"健康基石"还应包括充足睡眠,以共同构成维护自身健康的"五大基石"——心理平衡、合理膳食、适量运动、改良习惯、充足睡眠。这"五大基石"是养成文明生活方式、提高生活质量、促进身心健康的根本保证。

三、老年人的健康行为与促进

(一)健康行为

1. 健康行为 是指人们为了增强体质和维持身心健康而进行的各种活动。如适当的锻炼、充足的睡眠、平衡的营养、愉快的心情、预防接种及定期查体等。健康行为的重要性在于能不断增强体质,维持身心健康,帮助人们养成健康习惯。

2. 健康相关行为 是指个体或群体与健康和疾病有关的行为,一般分为促进健康的行为和危害健康的行为。

(1)促进健康行为:指个体或群体表现出的客观上有益于自身和他人健康的一组行为。这些行为朝向健康的目标或被健康结果所强化。

(2)危害健康行为:是指偏离个人、他人和社会的健康期望而表现出的不利于健康的一组行为。如把身体疲劳和生理不适认为是疾病;"角色行为缺如",即明知发生疾病但有意拖延不进入病人角色。

(二)健康行为促进

1. 健康促进 是指增强个人和社区控制影响健康危险因素的能力,从而改善人群健康的过程。

2. 健康促进的任务 《渥太华宪章》提出了健康促进的 5 大任务,即①制定健康公共政策;②创造支持性环境;③强化社区行动;④发展个人技能;⑤调整卫生服务方向。

3. 老年人健康行为转变的步骤 ①教育者和老年人对促进健康行为和危害健康行为达成共识。②老年人明确促进健康行为对健康的影响。③教育者提倡和鼓励老年人采纳健康行为。④教育者帮助老年人掌握行为改变的方法。⑤教育者加强对健康行为的强化和督促,老年人巩固和发展有益于健康的行为。

(刘 伟)

 护考模拟题

1. 老年保健最初源于

A. 美国　　　　　　　　B. 德国　　　　　　　　C. 英国

D. 日本　　　　　　　　　　　E. 加拿大

2. 老年保健的重点人群是
   A. 丧偶老人　　　　　　　　　B. 患重病的老人
   C. 临终老人　　　　　　　　　D. 住院老人
   E. 健康老人

3. 自我保健的核心内容是
   A. 定期体检　　　　　　　　　B. 自我观察
   C. 自我治疗　　　　　　　　　D. 自我预防
   E. 自我护理

4. 老年保健原则中以社区为基础提供老年保健是
   A. 全面性原则　　　　　　　　B. 功能分化原则
   C. 费用分担原则　　　　　　　D. 区域化原则
   E. 联合国老年政策

5. 老年人自我保健的具体措施**不包括**
   A. 自我预防　　　　　　　　　B. 严重疾病的自我治疗
   C. 自我观察　　　　　　　　　D. 自我护理
   E. 定期体格检查

6. 张大爷,70岁,晨起锻炼时不慎将手指擦伤,随即返回家中自行处理伤口。老年人的行为属于
   A. 自我治疗　　　　　　　　　B. 自我护理
   C. 自我观察　　　　　　　　　D. 自我预防
   E. 自我急救

7. 李先生,67岁,患心绞痛3年,外出时随身携带急救药盒。李先生的行为属于
   A. 自我观察　　　　　　　　　B. 自我治疗
   C. 自我护理　　　　　　　　　D. 自我预防
   E. 自我急救

8. 根据特定的国情和传统文化,我国主要的养老模式应为
   A. 居家养老　　　　　　　　　B. 老年公寓养老
   C. 养老院养老　　　　　　　　D. 日间护理院养老
   E. 托老所

9. 老年人照护的主要构成**不包括**
   A. 医疗保健　　　　　　　　　B. 生活照料
   C. 精神慰藉　　　　　　　　　D. 家庭劳务服务
   E. 老年人再就业服务

10. 张大妈,67岁,经常到老年活动中心参加琴棋书画、阅读欣赏、体育文娱活动,并热心参与社会活动,这主要体现了老年保健策略中的
    A. 老有所为　　　　　　　　　B. 老有所学
    C. 老有所乐　　　　　　　　　D. 老有所养
    E. 老有所教

11. 我国实现"老有所医"主要依靠

A. 国家、集体、个人合理分担 B. 个人力量
C. 集体力量 D. 国家力量
E. 社会团体力量

12. 老年保健任务的完成需要依赖
A. 家庭服务 B. 综合医院服务
C. 社区服务机构 D. 完善的医疗保健服务体系
E. 养老机构服务

第二章　老年人的起居保健

学习目标

1. 具有良好的职业情感,尊重、关爱老年人,积极主动与老年人进行沟通交流。
2. 掌握老年人居家舒适环境设计、老年人常见的健康生活方式。
3. 熟悉老年人居家环境危险因素评估、不良生活方式对于健康的影响。
4. 了解建立健康生活方式的意义和原则。
5. 学会对老年人居家环境危险因素进行评估;能为老年人制订一份日常起居生活计划。

工作情景与任务

导入情景:

　　张大爷,78 岁,丧偶,独居,育有一子,在国外工作,平日有家庭钟点服务员照顾。老年人有帕金森病史,因步态不稳惧怕行走而不愿下床活动。某日,因急于去卫生间,导致跌倒,造成软组织损伤,无骨折。医生建议其在家中休养,因生活不能自理以及思念儿子,张大爷情绪较为低落,变得沉默寡言,整日闷闷不乐。

工作任务:

1. 评估张大爷居家环境的危险因素,并为老年人室内环境设计提供建议。
2. 为张大爷制订一份日常起居生活计划。

　　老年期不同于人生的其他阶段,此期个体因老化而健康受损并患有各种慢性病,导致机体抵抗力减弱、适应能力减退、生活自理能力下降、生活质量和心理愉悦感降低。因此,护士应根据老年人的身体状态,通过调控其生活环境中的各要素,协助老年人满足其基本的生活需要,使其能够适应日常生活,提高其生活自理能力,最终能够更健康、独立、积极地生活。

第一节　老年人的居家环境

　　居家环境是老年人生活、活动、休息最主要的场所,尤其是室内环境,是老年人停留时间最长的。良好的居家环境不仅可以有效预防疾病的传播,还可以避免由于环境中不安全因素造成的意外伤害。因此,护士应根据老年人的需要和自理能力,努力为其营造一个安全、舒适的居家环境。

一、老年人居家环境危险因素评估

(一)物理环境

物理环境是指一切存在于机体外环境的物理因素的总和,包括空间、声音、温度、湿度、采光、通风、装饰、布局以及各种与安全有关的因素等。具体评估内容见表2-1。

表2-1 老年人居家环境安全评估

评估内容	评估要素
居室一般情况	
光线	过道、走廊、楼梯、浴室、居室是否光线充足;是否具备照明设施
温度、湿度	是否适宜
声音	是否有不良噪声;隔音效果是否良好
装饰	是否有不良视觉刺激的色彩运用
地面	是否平坦、干燥、无障碍物
地毯	是否平整、不易滑动
家具	放置是否稳固、有序、无尖锐棱角
床及床上用品	床的安置位置是否合适;床的高度、宽度是否适宜 床垫是否软硬适中 床上用品是否定期清洗、暴晒
电线	安装是否符合安全标准;
电器	是否符合安全标准;是否有报警及自动断电功能;是否定期检查其性能
应急设备和通信系统	是否安装在易见、易取处;是否定期检查其性能
厨房	
地面	是否有防滑措施
燃气	"开"、"关"标志是否醒目;是否有燃气泄漏报警装置
布局	操作空间是否足够;物品摆放是否合理
洗手间	
地面	是否有防滑措施
便器	高度是否适宜;是否安装扶手
浴缸或淋浴间	是否设有防滑脚垫及扶手
洗手间门	门锁是否内、外均可开启
楼梯	
光线	是否具备照明设施;照明开关安装位置是否适宜
台阶	是否平整无破损;高度是否合适;台阶之间色彩差异是否明显
扶手	是否安装牢固的扶手

(二)社会环境

1. 经济 经济是对老年人的健康以及病人角色的适应影响最大的社会环境因素。多见于老年人退休后固定收入减少、共同承担生活成本的配偶去世或缺少子女的财力支持所带来的经济困难,可导致其失去生活的独立性和自主性。护理人员可通过询问了解老年人的经济状况。

(1)老年人的经济来源;退休工资是否能满足日常所需;对收入低的老年人需询问是否能够支付基本生活成本和部分医疗费用。

(2)家庭有无经济困难;家庭中是否有失业、待业人员;是否有从事其他工作增加收入来源。

(3)医疗费用的支付形式。

2. 生活方式 生活方式是指经济、文化、政治等因素相互作用所形成的人们在衣食住行、娱乐等方面的社会行为。通过交谈或直接观察,评估饮食、睡眠、运动、娱乐等方面的习惯以及有无吸烟、酗酒等不良嗜好。若有不良生活方式,应进一步了解对老年人的健康带来的影响。

3. 社会关系与社会支持 评估老年人是否有支持性的社会关系网络,如家庭关系是否稳定、和谐、相互尊重;与邻居、朋友的关系是否融洽、紧密。如果老年人受到他人的关心照顾和爱戴尊重,将有助于提高自我价值感,并能使其投身到丰富的晚年生活中,则其社会健康状况良好。

二、老年人舒适的居室环境

(一)室内环境舒适

1. 温度 老年人体温调节功能和体温识别能力低下,容易受冷热刺激的影响,所以适当调节室内温度是必要的。冬季室内的适宜温度为 18～22℃,夏季为 22～25℃。同时室内应备温度计,以随时监测室温的变化而加以调节。

2. 湿度 冬季室内的适宜湿度为 55%～65%,夏季为 60%～70%。调节湿度可以通过开窗通风,也可通过空调、加湿器等空气调节器进行调节。

3. 光线 居室光线主要有自然光源和人工光源两种。白天尽量采用自然光源,保证足够的阳光照射,最好不少于 3 小时,可让老年人感觉温暖、舒适,但注意阳光不可直射老年人的眼睛,以免引起眩晕。人工光源主要指室内的照明设施,室内照明设备应安全、光源固定、光谱接近日光,所有房间照明等的开关应位于门口附近。此外由于老年人暗适应能力低下,一定要保持适当的夜间照明,为防止照明灯损坏或停电,应在床旁备手电筒。

4. 声音 长时间处于噪声环境中,能引起头痛、头晕、耳鸣、失眠、血压升高等症状,甚至造成听力损伤。世界卫生组织(WHO)提出白天室内理想的声音强度为 35～40dB。因此,应尽量选择环境较安静的场所居住,加强墙壁及窗户的隔音效果,以减少噪声对人体的不利影响,营造一个安静舒适的生活环境。

5. 装饰 在尊重老年人的审美特点的同时,尽量选择简洁、环保的装修风格,可采用暖色系的颜色,如淡黄、橙色、果绿色等,同时注意家具、窗帘、墙面、地面的颜色选择,避免采用带有刺激性的对比色调。装饰品宜少不宜杂,墙上可悬挂字画、壁饰,也可养殖绿色植物,如盆景、小型花卉等,营造出有益于老年人身心健康的温馨、舒适、典雅的居住环境。

6. 地面 地面要平坦、防滑、无反光,房间之间不设门槛,减少障碍物的堆积。尽量在居室内不铺设地毯或脚垫,以免由于地毯未固定稳妥、边角卷曲或褶皱增加老年人被绊倒的风险,也影响活动辅助器具的安全使用。

(二)室内设备合理

老年人居家陈设应尽量简洁,充分满足老年人起居方便的要求,防止发生跌倒、跌伤、坠落等意外,为老年人创造一个安全、舒适、无障碍的居家环境。

1. 家具 家具摆设应整齐、简单、不易滑动,不应有过多杂物,防止绊倒老年人。老年人能直接接触到的家具、扶手等应避免粗糙的材质,转角处应尽量用弧形设计,以防碰伤。桌椅的高度要考虑老年人使用轮椅以及拐杖时能做出的调整高度。沙发不可太软,高度不可太低,以免老年人坐下后,起身比较困难。

2. 床 床不仅是休息、睡眠的地方,更是活动受限老年人的生活场所。除了安全、舒适外,还应考虑以下几点:

(1)床的位置:应避免放置在正向窗户或有过堂风的位置,最好倚墙而放,减少坠床的风险。应设有床头柜和台灯,方便老年人起床,以防摔倒。床头柜和床角作弧形转角处理,便于老年人活动。

(2)床高:高度要适中,以坐在床上足底能完全着地,膝关节与床呈近90°最为理想,便于老年人上下床及活动。

(3)床宽:如果空间许可,床应越宽越好。单人床床宽应至少100cm,最好是120cm,老年人就可以安心翻身及坐起。

(4)床垫应软硬适中,以能在床垫上"放心行走的硬度"为基准,以便于老年人翻身,同时也能有效保护腰椎,促进老年人的舒适。此外,还应定期翻转床垫,以免床垫单侧塌陷而影响使用。

(5)床上用品:宜选择柔软、透气、舒适的床上用品,定期清洁,可通过日光暴晒进行消毒。

3. 家用电器 由于老年人接受新事物和操作能力有所下降,因此宜选择安全性高、功能简单、操作便捷的家用电器。注意用电安全,尽量将家里电器的导线沿墙边或墙角铺设而不要横跨过道或放于脚垫下面,这样易于增加被绊倒的风险。耐心指导老年人安全、正确使用电器,如电器长时间不用应切断电源,定期检查电器的性能是否完好,如有故障及时维修,以免增加其危险性。

4. 应急设备和通信系统 通常老年人容易在卫生间、卧室等相对隐私的空间出现跌倒、坠床等危险,因此老年人最好随身携带手机,每个房间都要有老年人可用的电话,位置要在即使晕倒在地上也能使用处,必要时佩戴个人监测系统。还应安装紧急呼叫按钮,且应设置在易于触摸又能避免误碰的地方。例如,床旁呼叫装置应安装在老年人躺卧姿势也能方便触摸的地方(图2-1)。

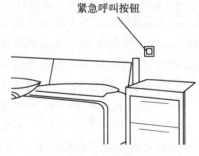

紧急呼叫按钮

图2-1 床旁呼叫器

(三)室内设计安全

1. 厨房 厨房的地面应防滑,应保证有效的采光和通风,除自然通风外,还应使用排烟机,以免过多油烟造成呼吸道的不适及对室内空气质量的影响。水池与操作台的高度应适宜老年人的身高,避免腰部长时间过度弯曲而造成劳动损伤。物品摆放应合理,将常用的物品放于高度在肩部和髋部之间的橱柜里,将不常用的物品放于较高或较低的柜子里,将最常用的物品放于厨房台面的一侧,以便于拿取。对于行动不便需要使用助步器的老年人,应清理厨房过道的杂物,预留足够的活动空间。燃气开关标示应醒目、便于操作,且应具备自动断火功能和煤气漏气报警设置。

2. 洗手间 洗手间最好设置在卧室附近,以方便直接进出。为便于老年人夜间如厕,应安装夜灯,如不影响休息,可安装地灯为宜。洗手间内应设置必要的辅助设施,如在便器旁安装扶手,辅助老年人起坐。在坐便器前方或侧方预留出空间,以便行动不便的老年人将轮椅靠近,也有利于护理人员协助老年人擦拭、起身(图2-2)。地面应防滑,地漏位置合理,避免地面积水。在淋浴间或浴缸内安装扶手、防滑条或脚垫,鼓励老年人使用淋浴椅和手持喷头,以避免需要站立洗浴或反复自浴缸内站起。卫生间门锁应内、外均可开启,以保证发生意外时其他人员能迅速进入。

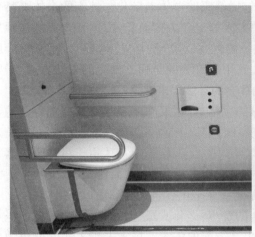 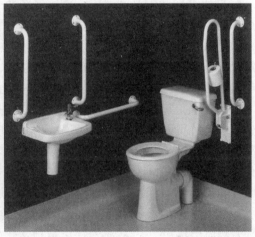

图2-2 带扶手的排便设施示意图

3. 楼梯 楼梯应有适宜的照明,且在楼梯的上下两端均应设置开关。台阶应高度合适,且完好、无破损,台阶之间要有明显的色彩差异。楼梯两侧还应安装高度适宜、便于抓握、固定牢固的扶手。若老年人需用轮椅代步,应在台阶上做斜坡改造,便于老年人进出。

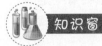

瑞典老年住宅特点

瑞典是欧洲老龄化比较严重的国家,但是健全的退休保险制度为老年生活提供了独立的条件,因而使瑞典老年人最具有独立意识。瑞典老年居住福利对策的重点在于确保提供适合老年人居住的各种住宅,并为在宅养老的老人提供健全的社区服务。在瑞典,代表性的老年住宅就叫"服务配套型老年住宅"。这种住宅多数位于交通等各方面都比较便利的地方,同时老人可以和一般市民共同享有食堂、咖啡馆等社区公共设施。这些住宅与普通公寓建在一起,使老年人可以经常接触社会生活、和后辈交流,消除孤独感和被遗弃感。"服务配套型老年住宅"内的每个住房都是独立的,必要时可以任意选择生活服务项目。生活服务点一般就设在住宅里,不仅住宅里的老年人利用方便,同时食堂等附属设施的工作人员也可以随便利用,该类型"老年住宅"规模一般在40~70户左右。

第二节　老年人的起居生活

生活方式与老年人的健康紧密相关,良好的生活是老年人提高生命质量、健康长寿的重要保证。面对老龄化社会的到来和诸多现代疾病的挑战,人们更需要科学的、良好的生活方式指导。这既是广大老年人身心健康的迫切需要,也是老年保健研究者需要继续探讨的重要研究领域。

一、老年人健康生活方式的意义与原则

(一)健康生活方式的意义

1. 健康老龄化的必然要求　健康老龄化包括健康的群体老龄化和健康的个体老龄化两个方面。健康的群体老龄化是指老年群体中大多数老年人健康长寿,体现老年群体预期寿命的提高。健康的个体老龄化则体现生命质量的提高,科学养生、益寿延年。实现健康的老龄化社会是一个系统工程,需要诸多的条件,其中最重要的是建立健康的生活方式,指导老年人科学养生、身心健康,这是健康的老龄化社会的必然要求。

2. 老年人健康长寿的重要保证　建立健康的生活方式,反映了老年人从追求寿命的延长到追求生命质量的提高,重视科学养生,实现身心健康。这是老年人"健康观"和"长寿观"认识上的转变。建立良好的生活方式也是老年人的自身需要,老年人由于机体组织器官退化和肌肉萎缩,功能降低,机体抵抗能力减弱,易发生各种慢性病,而科学、健康的生活方式则有利于老年人预防疾病和控制疾病进展,是延缓衰老的优选途径。

3. 精神文明的重要体现　随着老龄化社会的产生,老年人成为一个庞大的群体。老年人随着物质生活水平提高,必然提出精神文化生活方面的需求。广大老年人建立健康的生活方式,开展丰富多彩的健身文体活动,不但有利于老年人的健康,而且能够促进全民健身运动的开展,丰富社会精神文化生活。因此,老年人建立健康的生活方式,既对实现健康老龄化社会非常重要,又是推进社会精神文明建设的重要举措。

(二)建立健康生活方式的原则

1. 科学性　生活方式的选择和建立应符合个体发展规律及医学基本常识,要有一定的实践指导意义,应在专业的医护人员指导下建立健康的生活方式,这样才会最大限度地满足老年人对于健康的需求。

2. 规律性　行为有规律发生,不具有偶然性。老年人每天的生活内容及时间安排应相对稳定,这样不仅可以作为对老年人进行综合评估时的主要依据,同时也可根据其健康状况的改变而进行合理的调整。

3. 个体性　在建立健康生活方式时,要充分考虑和尊重老年人以往的生活习惯和生活节律,要针对个体不同的健康情况选择符合自身的、有针对性的生活方式,这样老年人才更易接受和配合。

二、不良生活方式对健康的影响

生活方式是健康和生活质量的重要决定因素。不良的生活方式是一种长期形成对健康有害的行为习惯,严重影响老年人的身心健康,同时成为产生疾病和影响疾病预后的主要因素。老年人常见的不良生活方式包括:

1. 吸烟　吸烟已成为全球性公害,大量研究证实,吸烟是目前人类健康的一个重要危险因素。长期、大量吸烟可促发或形成某些严重疾病,如肺癌、膀胱癌、食管癌、支气管炎、肺气肿、高血压、冠心病等,这些疾病占老年人死亡率的 80% 以上。联合国的吸烟和健康技术委员会调查研究显示,在吸烟现象泛滥的国家,65 岁以下的男性人群中有 90% 的肺癌病人、75% 的慢性支气管炎病人、25% 的冠心病病人的死因与吸烟有关。

2. 酗酒　饮酒对健康的影响人们有不同的看法。有人认为少量饮酒对人体健康有利,但若饮酒量大,有成瘾性,且每次饮酒后均表现为醉酒状态,则可以认定为是酗酒,这种行为是不健康的,对个休健康是有危害性的。临床证实,酒精进入人体后,对人体的各器官均会产生影响,长期酗酒可使机体产生各种并发症,如急慢性酒精中毒、谵妄、胰腺炎、酒精性肝硬化、神经精神紊乱和行为障碍等。60～65 岁的老年人酒精性肝硬化的患病率最高,老年人长期酗酒成瘾还可引起脑血管疾病及多种癌症,尤其是酗酒同时大量吸烟,具有协同致癌作用。

3. 不良饮食行为

(1)进食不规律:表现为有时进餐暴饮暴食,有时每日进餐次数不定。进食不规律容易造成胃肠功能失调。

(2)盲目使用滋补药:有些老年人听信广告或推销人员对滋补药的过度包装和夸大宣传,认为补品是生活必需品,可代替药物治疗所有疾病,这样就会出现盲目使用滋补药的现象。

(3)饮食偏好高脂肪、高热量饮食:一些老年人喜食油炸、烧烤、甜品、肥肉、动物内脏等高热量、高脂肪食物,导致机体营养过剩,会引起心血管疾病、糖尿病、脂肪肝、"三高"症等严重危害健康的疾病。研究表明,膳食中含脂肪总量达到总热量的 30% 时即可使促癌作用发挥到最大。

(4)缺少膳食纤维:老年人新陈代谢衰退,胃肠蠕动减慢,如果在饮食种类上过多注重精细食物,而缺少富含膳食纤维的食物,则会使其易患习惯性便秘,且代谢产物中的胺类物质长期停留在肠道内,还会增加对肠黏膜的刺激,更易诱发结肠癌。

(5)不良进食习惯:老年人若进食过快、过热、过硬、过酸的食物均可造成胃黏膜及食管的损伤。

4. 缺少文娱活动　有些老年人不注重培养业余兴趣爱好,导致日常生活内容过于单调枯燥,同时也不愿与人交往,极少参加社会的公益性活动。

5. 缺乏健身运动　运动不足综合征是指由于人体长期缺乏运动,导致心、肺、肝、肾等器官功能下降,肌力降低,自主神经功能失调的综合征。老年人若运动不足,易致肥胖,诱发和加重高血压、冠心病、心肌梗死、糖尿病,且容易发生骨折和软组织损伤。

6. 不良用药行为　用药不足、用药过度、错误用药均给老年人的健康带来危害。常见的情况有重复用药、效仿他人用药、使用过期药物等。

三、老年人常见的健康生活方式

健康的生活方式是老年人健康的有力保障,为加强老年病的防治就必须改变不良的生活习惯,必须大力普及健康教育,通过多种方式,有计划、有目的地把健康信息传递给老年人,使其增加卫生知识、增强保健意识,从而改变行为,养成健康的生活方式。

（一）饮食有节，起居有常

1. 饮食有节　老年人的饮食应根据个人体质和健康状况调整饮食种类和进食量，做到进食种类多样、营养齐全、粗细搭配、不宜过饱、定时规律，多食用蔬菜水果，不偏食、不贪食。

2. 起居有常　是指日常作息时间的规律性。起居作息要符合自然界阴阳消长的规律及人体的生理规律，其中最主要的是昼夜节律，这是强身健体、延年益寿的重要方面。老年人要有合理的、健康的生活安排。每天的工作、学习、劳动、体育运动和睡眠都应相对规律，特别要注意保证充足的睡眠、休息时间。老年人每天睡眠时间以 8～10 小时为宜，还提倡午餐后 1 小时进行午睡约 30 分钟。

睡眠要注意卧床宜软硬适宜，过硬，全身肌肉不能松弛而得不到休息；过软，脊柱周围韧带和椎间关节负荷过重，容易引起腰痛。枕头一般离床面 5～9cm 为宜，过高、过低都对颈椎不利。睡眠姿势，一般都主张向右侧卧，微屈双腿，全身自然放松，一手屈肘放腿，一手自然放在大腿上，这就是养生名言"卧如弓"中的弓形卧位。

（二）动静结合，适度锻炼

动则养身，静则养心，老年人应坚持养身与养心两者相结合。运动能促进血液循环，改善和提高心、肺、脑功能，消耗多余的脂肪，加速新陈代谢，促进体内毒素排出，使皮肤细胞得到充分的营养和氧气供给。运动还能促进个性、气质和精神面貌的健康发展，缓解心理压力，获得愉悦感。建议老年人选择舒缓、不易疲劳的运动项目，如步行、慢跑、太极拳等。此外，对于行动不便的老年人，应指导其正确熟练使用助行工具，如手杖、腋杖及各种助行器等。

（三）心境良好，情绪舒畅

良好的心境和心态是健康生活方式的重要体现。老年人情绪要乐观、愉快、宽容、精神积极、热爱生活。遇到事情要保持乐观的思维，不偏激、不急躁，做事尽力而为，不过度执着。不计较个人得失，对于不违反原则的问题保持宽容、理解的态度，提高适应社会的能力。此外，老年人还要培养健康的兴趣爱好，陶冶情操，热爱生活，充实精神文化生活。

（四）家庭和睦，人际和谐

家庭成员相亲相爱、相互体贴关照。上慈下孝、家和人寿是我国家庭的传统美德。不同辈分的家人之间的代沟是客观存在的，但老年人作为长辈，在家庭的人际关系处理中，要善于沟通、互相谅解、互相包容、求同存异、和睦相处。此外老年人还应与邻居、同事、同学等保持良好的人际关系，人与人之间要相互尊重、平等相待、相互帮助，使自己在和谐的人际关系中安度晚年。

（五）科学养生，自我保健

越来越多的老年人都在日常生活中融入"养生"的理念，期望以此来延长寿命，提高生活质量。护理人员需要指导老年人任何养生的方式都应以科学为前提，要听从专业医生的指导，不可盲目尝试，以免危害健康。老年人还需注意每年定期体检，随时了解自身的健康状况，这样可以通过调整生活方式来配合治疗，延缓疾病进展，提高生命质量。

（全丹花）

护考模拟题

1. 下列**不属于**老年人居家物理环境危险因素的是
   A. 通信系统　　　　　B. 家庭关系　　　　　C. 楼梯过道
   D. 温度湿度　　　　　E. 应急设备

2. 下列对于老年人居家安全防范措施叙述正确的是
   A. 世界卫生组织规定室内适宜的声音强度为 35～45dB
   B. 老年人室内光照时间每天不少于 1 小时即可
   C. 老年人装饰风格设计应以黑、白色为主色调
   D. 老年人居室内夏天适宜的温度为 22～25℃
   E. 老年人居室内冬天适宜的湿度为 50%～60%

3. 下列对于老年人居住环境中家具选择正确的是
   A. 家具摆设应整齐、简单、不易滑动,不应有过多杂物
   B. 能直接接触到的家具、扶手等应避免粗糙的材质,家具转角处应使用直角
   C. 床旁不应有照明装置,以免影响老年人睡眠
   D. 床的高度以坐在床上,足尖刚好着地为宜
   E. 单人床的宽度应至少在 100cm 以上,以 100cm 为宜

4. 下列**不属于**常见的不良健康方式的是
   A. 暴饮暴食　　　　　B. 不良用药行为　　　　C. 饮食有节、起居有常
   D. 缺少娱乐活动　　　E. 缺少健身运动

5. 老年人健康的生活方式**不包括**
   A. 老年人应保持追求新知的热情,以减缓脑衰老
   B. 通过音乐、舞蹈等形式来陶冶情操,调整心理及生活节奏
   C. 保证充足睡眠,提高机体免疫力,增强抗病能力
   D. 在基本饮食上,增加高热量、高蛋白饮食,以免营养不良
   E. 注意适量运动,改善心肺功能,加速机体新陈代谢

6. 大多数老年人生活的主要场所为
   A. 社区　　　　　　　B. 家庭　　　　　　　C. 医院
   D. 护理站　　　　　　E. 老人之家

7. 关于老人居住房间的设置**不正确**的是
   A. 家具摆设应靠墙边　　B. 家具应以圆或椭圆为主　　C. 最好有吊柜
   D. 房间之间无门槛　　　E. 床、椅高度适宜

8. 关于老人居室中厕所的设置**不正确**的是
   A. 宜用蹲式便器　　　　　　B. 室内通风,室温适当
   C. 最好邻近卧室或在卧室内　　D. 宜用坐式便器,高度45cm
   E. 排便环境要隐蔽

9. 下列有关不良生活方式对于健康的影响说法正确的是
   A. 不使用滋补药物容易导致老年人体质下降
   B. 老年人缺乏运动会导致高血压、冠心病等

C. 饮食中缺少膳食纤维易导致消化功能下降

D. 长期大量吸烟会导致肺癌、膀胱癌、支气管炎等

E. 饮食偏好高脂肪食物会导致便秘

10. 老年人长期、大量吸烟对健康的影响**不包括**

    A. 高血压   B. 冠心病

    C. 慢性支气管炎   D. 食管癌

    E. 胰腺炎

11. 酗酒对老年人健康的影响包括

    A. 肺气肿、谵妄   B. 谵妄、胰腺炎

    C. 慢性支气管炎、神经精神紊乱   D. 肺癌、膀胱癌

    E. 食管癌、便秘

12. 下列有关老年人生活方式叙述**不正确**的是

    A. 健康生活方式是老年人健康长寿的重要保证

    B. 生活方式与老年人的健康紧密相关

    C. 健康的生活方式是精神文明的重要体现

    D. 通过交谈、观察来了解老年人的生活方式

    E. 建立生活方式的原则包括统一性、规律性和科学性

13. 下列有关健康生活方式叙述**不正确**的是

    A. 老年人午餐后30分钟进行午睡1个小时

    B. 老年人应多做舒缓性的健身运动

    C. 老年人应定期参加社区及社会的活动

    D. 建议老年人每晚10时左右睡觉为宜

    E. 老年人每餐不宜进食过饱

第三章　老年人的饮食保健

学习目标

1. 具有科学、规范的服务意识,尊重、关爱老年人。
2. 掌握老年人的饮食保健原则和老年人健康膳食的方式。
3. 熟悉老年人的营养需求和影响老年人营养摄取的因素。
4. 了解老年人常见健康问题的饮食保健。
5. 学会帮助老年人制订合理膳食计划。

工作情景与任务

导入情景:

　　赵大妈,63 岁,身高 160cm,体重 78kg。体检有脂肪肝;空腹血糖 6.8mmol/L。经谈话了解到:赵大妈听说粗粮富含 B 族维生素、膳食纤维,老年人宜多吃粗粮,每天进食过量的玉米面、地瓜、全麦馒头,能量超标,导致肥胖。

工作任务:

1. 评估老人日常饮食习惯,并给予健康教育。
2. 帮助老人制订一份健康膳食计划。

　　合理营养是减少疾病发生和保证老年人健康长寿的重要物质基础。进入老年期后,人体的消化和吸收功能逐渐衰退,内分泌代谢功能也相应降低,再加上一些老年人缺乏正确的饮食保健知识和方法,使得老年人更易患营养相关疾病。因此,针对老年人的特点,了解老年人对营养成分的需求、认识老年人饮食存在的问题、学会老年饮食保健方法,对于促进健康、预防和辅助治疗老年疾病尤为重要。

第一节　老年人的饮食与营养

一、老年人的营养需求

(一)热量

随着年龄的不断增长,老年人的活动量逐渐减少,能量的消耗降低,机体内脂肪组织增加而肌肉组织和器官功能减退,代谢过程明显减慢,基础代谢一般要比青壮年时期降低10% ~15% ,75 岁以上老年人可降低 20% 以上,80 岁以上老人降低 30% 。老年人的热量供应以能维持标准体重为宜:

$$老年男性标准体重(kg) = [身高(cm) - 100] \times 0.9$$
$$老年女性标准体重(kg) = [身高(cm) - 105] \times 0.92$$

老年人体重应保持在标准体重的 ±5% 范围内。

(二)蛋白质

1. 蛋白质摄入量　蛋白质是人体组织细胞的重要组成成分,若摄入不足,会影响组织的合成代谢与更新,加速组织器官的衰老。但若摄入过多会影响钙的吸收及损伤肾脏,故也要适量。考虑到老年人消化功能的退化,蛋白质的吸收率降低,因而,虽然老年人体内蛋白质的需要有所下降,但食物供给量不能减少。在 2000 年版的《中国居民膳食营养素参考摄入量》中,推荐老年人蛋白质的摄入量:男性 75g/d,女性 65g/d,与中青年轻体力劳动者相同。虽然老年人总能量供给减少,但蛋白质供给能量相对增多,达到总能量的 15% 。

2. 蛋白质摄入来源　老年人每日从谷类食物中摄入蛋白质约 20 ~30g,其他应从肉、蛋、奶、大豆中摄取。肉、蛋、奶、大豆含优质蛋白质,其氨基酸构成比例与人体蛋白质接近,能被机体充分利用,故营养价值相对较高。大豆制品优质蛋白质含量很高、较容易消化吸收,且含有卵磷脂、植物固醇、大豆异黄酮等,对老年人、尤其是女性很有利,建议多摄入。以下是不同年龄段的老年人在不同劳动强度时能量、蛋白质推荐摄入量(表3-1)。

表3-1　老年人能量、蛋白质推荐摄入量

年龄及劳动强度		能量（kcal）		蛋白质（g）	
		男	女	男	女
60 ~70 岁	轻体力劳动	1900	1800	75	65
	中等体力劳动	2200	2000	75	65
70 ~80 岁	轻体力劳动	1900	1700	75	65
	中等体力劳动	2100	1900	75	65
80 岁以上		1900	1700	75	65

(三)脂类

脂类包括脂肪和类脂,类脂主要指磷脂与固醇。

1. 摄入量　老年人脂类物质摄入量宜控制在适宜范围内。脂类物质如果摄入量过多会导致高脂血症与动脉粥样硬化;摄入过少,会导致脂溶性维生素吸收障碍及某些生物活性物质合成减少,进而引起组织器官代谢、功能紊乱。老年人脂肪摄入量应占总能量的 20% ~25%(比中青年略低),每天食物中所摄入的脂肪总量不多于 50g,包括食物含有的脂肪与烹调用油,其中烹调用油不多于 25g。胆固醇摄入量每天不宜超过 300mg。

2. 摄入种类　老年人应以植物性脂肪摄入为主,其含不饱和脂肪酸多。要减少含饱和脂肪酸多的动物性脂肪的摄入量,如:猪油、牛油、羊油,摄入高比例的饱和脂肪酸是导致高脂血症与动脉粥样硬化的重要原因。宜少吃动物脑、内脏、蛋黄、鱼子、肥肉、贝类等以减少胆固醇的摄入量。脂肪酸的结构有顺式和反式两种形式,天然脂肪酸多为顺式。反式脂肪酸在油炸、烧烤食品、标有氢化植物油的人造奶油中含量很高,其在体内代谢缓慢,过量摄入会增加血液黏滞度,加大动脉粥样硬化的风险,故烧烤、油炸和添加了氢化植物油的食品,老年人宜少吃,对已有心脑血管疾病的老年人建议不摄入。

3. 适当补充必需脂肪酸 必需脂肪酸是指机体不能合成,必须从食物中摄取的脂肪酸。必需脂肪酸有亚油酸和α-亚麻酸。老年人适量补充必需脂肪酸有利于预防和延缓动脉粥样硬化。营养学家建议老年人每周最好吃1~2次深海鱼。

4. 建议吃调和油 由于不同植物油中脂肪酸含量、种类均不相同,营养学家建议根据植物油的成分配成调和油,以利营养互补。

(四)碳水化合物

碳水化合物即糖类,最常见的是大米、面粉中的淀粉和食糖。碳水化合物是重要的供能物质,起到节约蛋白质的作用,若供给不足,机体会分解蛋白质获取能量。因而减肥的人,供给碳水化合物不可太少,以免影响机体的更新,加速衰老。

1. 摄入量 老年人碳水化合物的摄入量宜占总能量的55%~65%。因每克碳水化合物氧化产生4.1kcal的能量,对一个日需2000kcal能量的人,约需碳水化合物300g。

2. 摄入种类 老年人因糖耐量降低、胰岛素分泌减少,易发生血糖升高,因此食物中不宜添加蔗糖。老年人所需的碳水化合物尽量来源于淀粉,因淀粉分解成葡萄糖进入血液需要一定的时间。低血糖指数的果糖对老年人较为适宜,可以适当添加含果糖较高的水果和蜂蜜。

(五)维生素

维生素在维护人体健康、促进生长发育、调节生理功能和推迟衰老过程中起着重要的作用。大多数维生素在体内不能合成或合成较少或不能在组织中贮存,故食物中必须供给足量的各种维生素。

1. 维生素A 维生素A的来源有:动物肝脏、蛋黄、全奶等。植物性食物含有的β-胡萝卜素进入小肠后可以转变成维生素A,β-胡萝卜素在黄绿色蔬菜、水果中含量较高,是维生素A的重要来源,含量较高的有胡萝卜、柑橘、红薯。进食蔬菜较少的老年人,体内易出现维生素A的不足,每周可摄入少量的动物肝脏以补充。老年人维生素A的推荐摄入量(RNI)为800μgRE/d。

2. 维生素D 维生素D的来源有两个途径:①从动物肝脏、蛋黄中摄入;②皮肤中的7-脱氢胆固醇经紫外线照射转变而来。上述维生素D吸收后需在肝肾活化才有活性。

老年人户外活动减少,易出现维生素D不足,影响钙磷吸收,导致骨质疏松症。因此接受光照少的老年人补充钙时,一定要补充一定量的维生素D,对肝肾功能低下的老年人还要补充活化的维生素D,如阿法骨化醇。老年人维生素D的推荐摄入量为10μg/d。

3. 维生素E 维生素E的来源有:植物油、麦胚、豆类、种子等。老年人维生素E适宜摄入量为14mg/d。

4. 维生素C 维生素C的来源有:新鲜的蔬菜与水果。绿色蔬菜尤其是叶菜含量很高;水果含量较高的有:枣、山楂、猕猴桃等。老年人维生素C的推荐摄入量为100mg/d。

5. 其他维生素 维生素B_1在豆、谷类食物中含量丰富,而维生素B_2主要来源于动物食品。B族维生素充足有利于维持老年人正常的代谢和良好的食欲。维生素B_{12}、叶酸、维生素B_6充足既能预防老年人贫血,也能降低动脉硬化的风险,需补充足量。

(六)矿物质

1. 钙 牛奶、大豆尤其是黑豆是钙的良好的来源,其次是深绿色蔬菜、海带、虾皮等。50

岁以上的老年人钙的供给需高于青年人,其适宜摄入量为1000mg/d。老年人钙的补充也不可过多,每日摄入总量不宜超过2000mg,钙摄入过多会干扰其他微量元素的摄入,也增加了肾结石的危险。

2. 铁 动物肝脏、瘦肉、动物血含铁较高。绿色蔬菜、大豆、蘑菇与木耳含铁量虽然低于动物食品,但因摄入量多,也不失为摄入铁的良好的途径。老年人对铁的吸收利用能力下降,易出现贫血,要注意补充含铁高的食品。老年人铁的适宜摄入量是15mg/d,同成年男性相同,低于成年女性。

3. 钾 大部分食物都含有钾,如银耳、紫菜、牛乳、花生、核桃、大枣、蘑菇、豆类等属于含钾量高的食物。钾的适宜摄入量为2000mg/d。

4. 钠 钠的来源有食盐、腌制食品、味精(谷氨酸钠)、小苏打(碳酸氢钠)、酱油等。钠的适宜摄入量为2200mg/d(1g食盐含钠400mg,故相当于5.5g食盐),这包括食物中的钠和添加食盐、调味品中的钠。为预防和控制高血压,老年人应严格控制钠的摄入量,除了食物中的钠之外,建议食盐量不宜超过5g/d。对有高血压的病人,每日食盐量2~3g是降血压行之有效的措施。

5. 碘 碘是合成甲状腺激素的原料,缺碘会影响甲状腺激素的合成,导致地方性甲状腺肿。由于沿海地区食用较多的含碘量高的海产品,因此不需额外补充碘,否则会增加甲状腺肿瘤的发病率。

6. 其他微量元素 蘑菇、花生、核桃、芝麻、葵花籽含有其他必需微量元素,如锌、硒、镁、铜等,宜适量摄入。

(七)膳食纤维

老年人的胃肠功能减弱,膳食纤维可以促进肠蠕动,减低餐后血糖、防止热量摄入过多、促进胆固醇代谢等,同时还可以预防心血管疾病、结肠癌等疾病的发生,因此,老年人应摄入足够的膳食纤维。

 知识窗

营养不均衡的危害

营养不均衡表现为营养不良及营养过剩两个方面。目前,在我国营养不良与营养过剩同时存在。我国是全世界营养不良的人口最多的国家之一,每年因此带来的损失约3000亿~5000亿元。营养过剩同样会带来危害,因为营养过剩,全国有1.6亿成人血脂异常,另有2亿成人患高血压,5000多万人患有糖尿病。在大城市中,每100个成人中就有30个人超重。高血压、糖尿病、肥胖症,这些慢性病的发生与"不会吃饭"有密切关系。日常膳食结构不合理、营养不均衡是"罪魁祸首"。

二、影响老年人营养摄取的因素

(一)生理因素

1. 味觉、嗅觉改变 老年人味蕾萎缩、数量减少,味觉功能减退;嗅神经数量随着年龄的增长而萎缩、减少,嗅觉迟钝。因此,老年人食欲减退,且喜食味道浓、重的食物。

2. 消化吸收能力下降 随着年龄的增长,老年人胃肠功能逐渐减弱,胃肠道平滑肌萎缩,消化液分泌减少及消化酶的活性下降;同时老年人出现牙齿松动、脱落,影响咀嚼功能,均导致消化吸收能力下降。

3. 代谢功能降低 老年人活动能力下降,基础代谢率降低,对葡萄糖的耐量下降,同时老年人患有不同程度的慢性疾病,影响了对营养的需求。

4. 疾病因素 疾病是影响食物摄取和消化吸收的重要因素。尤其是患有消化性溃疡、癌症、动脉粥样硬化、高血压、糖尿病、肾脏疾病和骨质疏松症等疾病的老年人,可能由于疾病影响导致消化、吸收功能受损,食欲下降。

(二)心理因素

老年人常因为自身疾病、衰老、孤独等陷入抑郁、紧张状态,从而影响食欲;当家庭遇到应急事件时,如搬迁、家人患病等易出现焦虑、失眠等状况,此时能量的消耗大于机体的摄入,易出现营养不良与消瘦;而一些排泄功能异常,生活又不能自理的老人,刻意控制摄食与饮水,以减轻照顾者负担,最终出现营养不良。

(三)社会因素

收入减少,购买食物的质量及品种不适,体力下降,对烹调失去兴趣,缺乏良好的进餐环境等,都会影响老年人的食欲及消化吸收。社会活动减少,缺乏锻炼的条件,使消耗减少,造成热量过剩,引起肥胖或体重增加。

(张新琪)

第二节 老年人的饮食保健方法

一、老年人的饮食保健原则

(一)合理的膳食结构

对于老年人来说,合理调配使膳食平衡尤为重要。合理调配三大营养素的量和质,以保证充足、均衡的营养供给。在膳食中,三大营养素所占的热能比例以蛋白质占 13% ~ 15%、脂肪占 15% ~ 20%、碳水化合物占 65% ~ 70% 为合理。多吃蔬菜水果以保证维生素和钾的摄入,养成每天适量饮牛奶的习惯,以增加优质蛋白质及钙的供给。改变高盐、高动物脂肪和多甜食的饮食习惯。

(二)饮食应易于消化吸收

由于老年人消化功能减弱,咀嚼能力也因为牙齿松动和脱落而受到一定影响。因此,食物加工应细、软、松,既给牙齿咀嚼的机会,又便于消化;烹调宜采取烩、蒸、煮、炖、煨等方式,少用煎、炸食品。同时应色、香、味俱全,以促进食欲。

(三)养成良好饮食习惯

1. 饮食有节 根据老年人的生理特点,提倡饮食定时定量,应少食多餐,避免暴饮暴食或过饥过饱,每餐吃七八分饱即可。食量要合理分配,应遵循"早晨吃好,中午吃饱,晚上吃少"的原则,讲究一日三餐的质量,在三餐之间适量添加一些滋补食品,或把三餐分成五餐。

2. 进食习惯 老年人应饭前洗手、饭后漱口、进食前后不宜剧烈活动。吃饭尤其宜细嚼慢咽,进食时不应高声谈笑,或看惊险电视节目等。进食后,摩腹、散步、漱口等可以促进消化。

(四)营造良好的进食环境和心境

老年人进食时应有愉快情绪,避免在盛怒、大喜、大悲之下用膳。老年人常因抑郁、孤

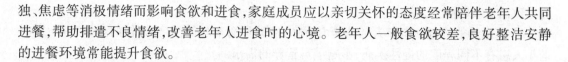

独、焦虑等消极情绪而影响食欲和进食,家庭成员应以亲切关怀的态度经常陪伴老年人共同进餐,帮助排遣不良情绪,改善老年人进食时的心境。老年人一般食欲较差,良好整洁安静的进餐环境常能提升食欲。

二、老年人的饮食保健措施

(一)老年人食谱制定依据与方法

1. 老年人食谱制定依据 ①能量供给合理,体重控制在标准体重范围内。②适当增加优质蛋白的供应。③控制脂肪摄入量,不食用或少食用动物油。④不要单食用精米、精面。每天应适量食用粗粮。⑤控制食盐摄入量,全日不超过 4 ~ 6g。⑥补充钙、磷和维生素。⑦增加膳食纤维的摄入。⑧注意一日三餐(或四餐)的能量分配。

2. 老年人食谱制定方法 ①先决定主食,如米饭、面条、包子、饺子等,使每餐主食不重样。②根据主食决定主菜,主菜以含蛋白质丰富的食品为主要材料,如肉、鱼、虾等,烹制方法可多样,避免重复。③然后选择主菜的配菜,如各种蔬菜,选择时注意颜色的搭配。

(二)老年人健康膳食的方式

1. 宜少量多餐 为保证让老年人每天能够摄取足够的营养及热量,营养师建议,不妨让老年人一天分 5 ~ 6 次进餐,在三餐正餐之间另外准备一些点心如牛奶饼干、低脂牛奶、燕麦片,或是豆花、豆浆、酸奶、水果、坚果等。

2. 主副食合理搭配 为了方便老年人咀嚼,可将主食加入蔬菜一起烹调。蔬菜尽量挑选质地比较软的,如西红柿、丝瓜、冬瓜、南瓜、茄子及绿叶蔬菜的嫩叶等,切成小丁或是细丝后再烹调。如果老年人以稀饭或汤面作为主食,每次可以加入 1 ~ 2 种蔬菜一起煮,以确保老年人每天至少吃到 500g 蔬菜。

3. 摄入优质蛋白 老年人必须限制肉类的摄取量,蛋白质来源应该以豆类及豆制品为主。素食者要由豆类及各种坚果类(花生、核桃、杏仁、腰果等)食物中获取优质蛋白质。

4. 确保维生素的摄入量 老年人每天应吃 350g 左右的水果,以确保维生素的摄入量。一些质地软的水果,如香蕉、西瓜、水蜜桃、木瓜、芒果、猕猴桃等都很适合老年人食用。可以把水果切成薄片或是以汤匙刮成水果泥食用。如果打成果汁,必须注意控制分量,打汁时可以加些水稀释。

5. 限制油脂摄取量 老年人摄取油脂要以植物油为主,避免肥肉、动物油脂,而且也要少用油炸的方式烹调食物。另外,甜点糕饼类的油脂含量也很高,老年人尽量少吃这一类高脂肪零食。最好多元不饱和脂肪(如玉米油、葵花油)和单元不饱和脂肪(如橄榄油、花生油)轮换着吃,这样比较能均衡摄取各种脂肪酸。

6. 善用其他调味 老年人饮食应少加盐、味精、酱油。可以多利用一些具有浓烈味道的蔬菜,如香菜、香菇、洋葱来炒蛋或是煮汤、煮粥。利用白醋、水果醋、柠檬汁、橙汁或是菠萝等各种水果酸味,也可以变化食物的味道。一些中药材,尤其像气味浓厚的当归、肉桂、五香八角或香甜的枸杞、红枣等取代盐或酱油,丰富的味道有助勾起老年人的食欲。

7. 少吃辛辣食物 虽然辛辣香料能引起食欲,但是老年人吃多了这类食物,容易造成体内水分、电解质不平衡,出现口干舌燥、火气大、睡眠不好等症状,所以少吃为宜。

8. 白天多补充水分 老年人在白天应该多喝白开水,也可喝一些绿茶等,但是要少喝含糖饮料。晚餐之后,减少摄取水分,避免夜间上厕所而影响睡眠。

9. 每天服用一颗复合维生素补剂 让老年人每天服用一颗复合维生素补剂是最基本

且安全的强化营养方法。尤其可以补充老年人特别需要的维生素 B、抗氧化维生素 C 及 E、维持骨质的钙、增强免疫力的锌等。不要擅自服用高剂量的单一补充剂,尤其是脂溶性的维生素 A、D、E 等,吃得过多会蓄积在体内,甚至引发毒性。

（刘 伟）

 护考模拟题

1. 蔬菜应现做现吃,放置过久会产生对机体有害的物质是
    A. 蛋白质分解　　　　　　　B. 酸度增加　　　　　　　　C. 亚硝酸盐增加
    D. 水分增加　　　　　　　　E. 脂肪分解

2. 优质蛋白质主要来源于
    A. 谷类　　　　　　　　　　B. 肉蛋奶类　　　　　　　　C. 蔬菜
    D. 水果　　　　　　　　　　E. 小麦粉

3. 老年人膳食中碳水化合物宜占总能量的百分比为
    A. 12%～14%　　　　　　　　B. 25%～30%　　　　　　　　C. 55%～65%
    D. 30%～50%　　　　　　　　E. 20%～30%

4. 老年人膳食中脂肪宜占总能量的百分比为
    A. 12%～14%　　　　　　　　B. 25%～35%　　　　　　　　C. 55%～65%
    D. 20%～25%　　　　　　　　E. 40%～50%

5. 合理膳食的要求是
    A. 高蛋白质　　　　　　　　B. 低脂肪
    C. 高纤维素　　　　　　　　D. 提供种类齐全、比例合适的营养素
    E. 低糖

6. 老年人每日盐的摄入量宜少于
    A. 3g　　　　　　　　　　　B. 5g　　　　　　　　　　　　C. 8g
    D. 10g　　　　　　　　　　E. 7g

7. 叶菜中含有较多的维生素是
    A. 维生素 A　　　　　　　　B. 维生素 C　　　　　　　　C. 维生素 D
    D. 维生素 E　　　　　　　　E. 维生素 B

8. 下列适宜老年人的措施是
    A. 热量摄入越少越好　　　　B. 基本不摄入脂肪　　　　　C. 减少蛋白质摄入量
    D. 控制食盐摄入量　　　　　E. 增加碳水化合物摄入量

9. 下列促进钙吸收的是
    A. 维生素 A　　　　　　　　B. 维生素 C　　　　　　　　C. 维生素 D
    D. 维生素 E　　　　　　　　E. 维生素 B

10. 关于老年人健康的膳食方式,下列描述**不妥**的是
    A. 白天少量补水　　　　　　B. 主副食搭配合理　　　　　C. 限制油脂摄取量
    D. 宜少量多餐　　　　　　　E. 少吃辛辣食物

11. 下列是钙的良好来源的食物是
    A. 牛奶　　　　　　　　　　B. 大豆　　　　　　　　　　C. 黑豆

D. 海带   E. 虾皮

12. 下列豆制品中最有利于老年人消化吸收的是

     A. 炒豆   B. 豆面   C. 豆腐

     D. 腐竹   E. 豆浆

13. 老年人每日钙的摄入量是

     A. 600mg   B. 800mg   C. 1000mg

     D. 500mg   E. 700mg

14. 我国对老年人每日铁的膳食推荐摄入量为

     A. 5mg   B. 10mg   C. 15mg

     D. 20mg   E. 25mg

15. 在膳食中,三大营养素蛋白质所占的热能比例为

     A. 13%~15%   B. 15%~17%   C. 18%~20%

     D. 21%~23%   E. 24%~26%

16. 老年人应养成良好饮食习惯,下列**不适宜**的是

     A. 定时定量   B. 少食多餐   C. 避免暴饮暴食

     D. 避免过饥过饱   E. 进食前后宜剧烈活动

17. 对有心血管疾病的老年人**不建议**摄入的食物是

     A. 蔬菜   B. 烤肉   C. 深海鱼

     D. 坚果   E. 水果

第四章　老年人的运动保健

学习目标

1. 具有爱心、耐心、责任心,主动热情指导老年人完成日常保健运动。
2. 掌握老年人运动保健的原则、运动能力评估、常见运动方法及注意事项。
3. 熟悉老年人运动保健的作用、特殊老年人的活动。
4. 了解老年人运动处方。
5. 学会对老年人运动保健的正确指导及实施方法。

工作情景与任务

导入情景:

刘大爷,73 岁,既往有高血压病史 10 年,糖尿病史 5 年。3 个月前清晨穿衣服时出现口齿不清,左侧肢体活动不灵,穿衣费力,持续半小时左右缓解,次日晨起表现同前,持续约 1 小时缓解,遂入院治疗。后因脑血栓后遗症,左侧身体瘫痪,无法下床活动,生活不能自理,卧床至今。

工作任务:
1. 请帮助刘大爷进行适宜有效的床上运动锻炼。
2. 帮助家属掌握为刘大爷进行床上关节活动时应遵循的原则。

"生命在于运动",运动可以促进健康。运动贯穿于机体生命的全过程,与机体的新陈代谢、各项生理活动及生化反应密切相关。老年人长期坚持体育锻炼和体力劳动,对改善老年人的新陈代谢和各器官的功能活动、推迟和延缓躯体衰老具有重要作用。

第一节　老年人运动保健的作用与原则

一、老年人运动保健的作用

运动锻炼对于老年人的身心健康,包括躯体健康和心理健康,都有着十分重要的作用。

(一)神经系统

运动时对肌肉的活动刺激,可刺激大脑皮层的兴奋性,提高脑细胞的供氧能力,可起到解除大脑疲劳、促进智能的发挥、提升机体的反应能力和应变能力的作用。

(二)心血管系统

运动可使血液循环速度加快,增强心肌的收缩力,增加心排血量。对于冠状动脉粥样硬化病人坚持科学的运动,可以促进冠状动脉侧支循环。此外,通过运动还可降低胆固醇,促进体内脂肪的代谢。总而言之,运动对预防与延缓老年人心血管疾病的发生与发展起到非常重要的作用。

(三)呼吸系统

运动可以增加老年人胸廓的活动度,改善肺功能,进而有效促进气体交换,保证机体组织器官的供氧量。老年人若能坚持每天进行 1~2 项运动锻炼,可起到预防和减少肺部疾病发生的作用。

(四)消化系统

适量合理的运动可促进胃肠蠕动、消化液分泌,有促进新陈代谢,改善肝、肾功能的作用。对于老年糖尿病病人而言,运动疗法是综合治疗中必不可少的内容,是维持血糖正常水平的必要条件。

(五)肌肉骨骼系统

运动能够增强骨质密度、坚韧性、弹性,加固并增加关节灵活性,可预防骨质疏松、老年性关节炎的发生。此外,通过运动可以使肌肉纤维增粗,更加坚韧有力,利于增加活动耐力及灵活性。

(六)其他

运动可以增强机体免疫功能、提高抗病能力、保持健康心理状态,提高工作及学习效率。

二、老年人运动保健的原则

(一)项目适宜

老年人应依据自己的年龄、体质和环境,选择运动强度相对适中的项目。身体较为健壮的老年人,可以适当选择运动强度较大的项目,但不适合选择竞技性和活动剧烈的项目,如举重、拔河、跳绳等。此外,登山、爬楼梯等项目容易导致心脏的负荷过大,也同样不适合于老年人。

(二)循序渐进

通过锻炼,机体的各项功能可以得到逐步的提高,但运动时不可急于求成,应逐渐加大运动量,先进行运动量较小、动作相对简单的锻炼,再逐渐过渡到运动量较大、动作较为复杂的锻炼。每次进行运动时应包括准备、运动、整理三个阶段。通过准备的过程,可以使机体的各项功能由安静状态过渡至适合于运动的状态,此阶段通常可选择运动强度较小的有氧运动,如步行,或是伸展性的体操,时间大约为 10~15 分钟;运动阶段是达到健身或康复目的的主要途径,运动强度、内容、时间应依据机体具体情况制定;整理阶段可以通过较为轻松的身体练习如放松操、散步等实现,是使机体由运动过渡到安静状态的过程。

(三)持之以恒

长期坚持适当的运动,可以起到增强老年人的体质、防治疾病等作用,因此,决不可半途而废,需坚持数周、数月,乃至数年方可见效。只有长期坚持科学有效的运动,才可维持和增强效果、提高机体各项功能,真正达到增强体质的目的。为养成良好的运动习惯,促使运动

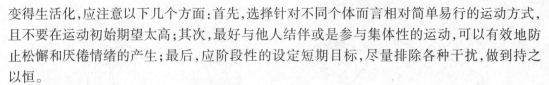

变得生活化,应注意以下几个方面:首先,选择针对不同个体而言相对简单易行的运动方式,且不要在运动初始期望太高;其次,最好与他人结伴或是参与集体性的运动,可以有效地防止松懈和厌倦情绪的产生;最后,应阶段性的设定短期目标,尽量排除各种干扰,做到持之以恒。

(四)时间合理

老年人运动以每天 1~2 次,每次运动时间为半小时左右,每天合计总的运动时间以不超过 2 小时为宜。运动强度与运动时间成反比,老年人应选择强度较小,时间相对较长的运动方案。运动时间最好选在早上起床之后,但需注意的是不要太早,应选择清晨日出后,绿色植物已开始进行光合作用,释放出氧气,此时的老年人精神饱满,空气又较为新鲜,利于运动,但晨练多在空腹情况下进行,因此,运动量不宜过大,时间也不适合太长,否则容易引起低血糖而产生不适感。运动时间也可选择在下午或晚上,以下午三点到五点较为适宜。但无论选择哪一种锻炼时间,都要保证相对稳定就好。

(五)场地适合

老年人在选择进行运动的场地时,无论是室内或室外,都应该选择安静整洁、空气新鲜、光线柔和的环境。因为运动时,机体的代谢水平上升,呼吸加快加深,在空气污浊的环境中进行运动时,烟尘随呼吸进入体内反而会对机体不利。所以,尽可能选取空气清新、安静的公园、树林或是较为宽阔的广场、庭院等地,亦可选择室内或走廊。室外运动时还应注意室内外温差变化,注意防寒保暖,而且尽量不要让老年人独自到陌生的运动场地进行锻炼。

(六)自我监护

老年人运动时需要有足够并且安全的运动量,尤其是患有心血管疾病、呼吸系统疾病等慢性疾病的老年人,运动效果的自我监护显得尤为重要。通常认为如果在运动过程中产生 4180kJ(1000kcal)以上的能量消耗,可起到预防某些疾病的作用。对于老年人而言,以每分钟 80 米的速度步行 20 分钟,可消耗约 335kJ(80kcal)的能量,相对安全的能量消耗为每天 670kJ(160kcal)。此外一些看似平常的家务劳动,如收拾屋子、室外清扫等对机体的肌肉运动也是很有益的。运动时可以通过最高心率来掌握运动量。

1. 运动心率监测 运动量及运动强度发生变化时,将会使人体能量代谢率发生显著变化。若以机体安静状态下的能量代谢率作为标准"1",那么从事轻、中体力或剧烈劳动和运动时,可使机体能量代谢率升高甚至增高几倍(图 4-1、图 4-2)。因此,运动过程中应注意实时监测,老年人合适的运动强度应为最大心率的 60%~70%。较为简单的监测方法为,利用运动之后的心率作为衡量标准:最适宜心率(次/分)= 170(或 180)- 年龄,(身体健康的人群用 180 作被减数)。运动时心率的计算应测 10 秒心率乘以 6,而不可直接测量 1 分钟。

2. 运动量监测 观察和判断运动量是否适当的方法有:①运动后,心率达到最适宜心率。②运动结束,心率在 3 分钟内恢复至运动前水平,说明运动量过小,需要加大运动量;3~5 分钟内恢复至运动之前的水平,说明运动量较为适宜;超过 10 分钟才能逐渐恢复者,说明运动量过大,需要减少运动量。此外,使用以上方法的同时还需结合自我的感觉进行综合判断,若运动后不仅没有感觉到轻松愉快、精力充沛或稍有疲劳、食欲增进、睡眠良好,反而觉得困乏加重,甚至出现头晕、气促、心悸、食欲缺乏等,则说明运动量过大,应适当调整。如果运动中有严重的胸闷、气喘、心绞痛或心率减慢、心律失常等症状出现,则需立即停止运

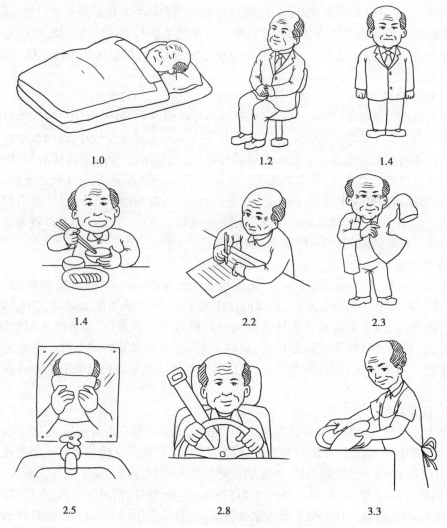

1.0   1.2   1.4

1.4   2.2   2.3

2.5   2.8   3.3

图4-1 劳动或运动时的能量代谢率（一）

动,并及时给予治疗。

三、老年人运动保健的注意事项

（一）不宜餐后马上进行

老年人本身消化功能较差,运动可致消化系统的血液供应减少,交感神经兴奋,抑制消化系统活动,影响消化吸收功能,甚至可致胃肠道疾病的发生。因此,进餐后应适当休息,保证胃肠道可以得到更多的血液供给,利于消化。

（二）应注意气候的变化

老年人的适应调节能力差,夏季户外运动要防止发生中暑,冬季要注意预防发生跌倒及感冒。此外雨雾天气、气温过低均不适宜晨练。由于环境污染严重,"水雾"多被"污染雾"所取代,运动时会吸入更多污染物,严重者甚至会有呼吸困难、心悸、胸闷等症状出现。气温过低或突降,老年人及体弱者外出晨练受冷易病,应注意御寒保暖。此外,在平时的日常生活中,老年人也可以随时随地进行有规律的健身运动,如早晚可在床上进行深呼吸运动、四

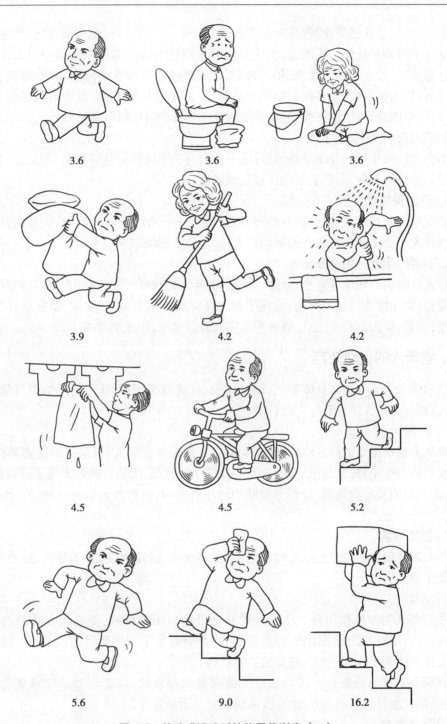

图4-2 劳动或运动时的能量代谢率（二）

肢关节运动；洗澡时可进行关节伸展与屈曲运动；边看电视边进行肩、臂、腿、脚的运动亦或是边做家务边做运动等。

（三）病人运动需谨慎

患有心脑血管疾病、高血压的老年人，运动时不可选择无氧运动项目，如跑步、健身操等，适合进行的运动方式以有氧运动为主，如散步、太极拳等，且要注意运动时的自我监测。

重病者不可运动,急性感染、酮症酸中毒等急性并发症,心、肾衰竭、重度高血压、严重视网膜病变等病人不可参加任何形式的运动,尤其是频发室性期前收缩及严重的心律失常的病人需卧床休息治疗,禁止运动。此外,年老体弱,患有慢性疾病或者平时有气喘、心慌、胸闷或全身不适者,应请医生检查,并根据医嘱实施运动,以免发生意外;患急性疾病的病人,有心绞痛病史、呼吸困难症状、精神受刺激、情绪激动或者悲伤时应暂停运动锻炼。

（四）劳动不可取代运动

体力劳动局限作用于身体某些部位,达不到全身上下均衡运动的目的,因此体力劳动只能作为运动锻炼一部分,而不能完全代替运动锻炼。

（五）运动服装要合适

运动时最好选择质量、弹性较好的运动服,有利于运动时身体的肌肉、关节的活动。鞋子的选择以大小合适、舒适、软底的运动鞋为佳,以便于活动。

（六）生活、运动环境要安全

老年人日常生活环境应安全、舒适、方便。老年人的住所位置应朝阳,室内应宽敞明亮,温湿度适宜,物品摆放要整齐固定,地面平整。经常出入的走廊、洗手间、浴室应设置扶手,室内设施,如床、坐便等高度适宜,最好平老年人膝盖水平,距地面约 40~50cm。

四、老年人的运动处方

适当的体育锻炼可提高身体素质,增强体质,有益健康,而不适当的运动则可危害身体健康,所以指导老年人体育锻炼应向科学、安全有效的方向发展。

（一）概念

运动处方是指康复医师或体疗师,对从事体育锻炼者或病人,根据医学检查资料（包括运动试验和体力测验）按其健康、体力以及心血管功能状况,用处方的形式规定运动种类、运动强度、运动时间及运动频率,并提出运动中的注意事项,是指导人们有目的、有计划、科学地锻炼的一种方法。

（二）基本内容

老年人运动处方的内容包括运动的目的、运动种类、运动强度、运动时间、运动频率、运动进度及注意事项等。

（三）分类

1. 按锻炼的对象和作用分　①治疗性运动处方以治疗疾病、提高康复效果为主要目的;②预防性运动处方以增强体质、预防疾病、提高健康水平为主要目的;③健身、健美运动处方以提高身体素质、运动能力、健美为主要目的。

2. 按锻炼的器官系统分　①心血管系统康复的运动处方;②运动系统康复的运动处方;③神经系统康复的运动处方;④呼吸系统康复的运动处方。

（四）基本原则

1. 因人而异　运动处方必须因人而异,切忌千篇一律。要根据每一个参加锻炼的老年人或病人的具体情况制定出符合个人身体客观条件及要求的运动处方。

2. 有效的原则　运动处方的制定和实施应使参加锻炼老年人或病人的功能状态有所改善。在制定运动处方时,要科学、合理的安排各项内容;在运动处方的实施过程中,要按质、按量认真完成训练。

3. 安全的原则　按运动处方运动,应保证在安全的范围内进行,若超出安全的界限,则可能发生危险。在制定和实施运动处方时,应严格遵循各项规定和要求,以确保安全。

4. 全面的原则　运动处方应遵循全面身心健康的原则,在运动处方的制定和实施中,应注意维持人体生理和心理的平衡,以达到"全面身心健康"的目的。

(五)制定程序

老年人运动处方的制定应严格按照运动处方的制定制度进行,首先应对参加锻炼老年人或病人进行系统的检查,以获得制定运动处方所需要的全面资料。运动处方的制定程序包括:一般调查、临床检查和功能检查、运动试验及体力测验、制定运动处方、实施运动处方、运动中的医务监督、运动处方的修改步骤。

 知识窗

运动处方的发展历史

运动处方发展与运动康复疗法的发展密不可分。在 20 世纪 50 年代首先被提出,接着 60 年代被世界卫生组织(WHO)使用后得到世界认可。70 年代是它的初始发展阶段,首先在心血管健康和身体活动的局部范围内提出概念,然后逐步针对个体提出运动处方,把它与体能测试放在一起研究讨论。80 年代运动处方开始进入了全面发展的阶段,在日本流行,通过体能测试结果指导制定运动处方,并把它和功能评定的关系进行实验研究。90 年代以后,运动处方进入了流行病学研究,成为非药物治疗的一种主要手段。我国的运动处方研究目前是处在粗放型阶段。

第二节　老年人运动保健的方法

老年人由于身体各系统功能的老化,对运动项目及运动强度的承受能力,与年轻人有较大差异,所以,老年人进行运动锻炼之前,首先应考虑到运动的安全性,在进行运动项目、运动强度的选择与制定时都应做到量体裁衣,避免由于运动造成的机体损伤,因此,老年人选择科学、安全、合理性运动保健方法尤为重要。

一、老年人运动能力评估

1. 评估老年人现存运动能力　如日常生活能力、家务活动能力、娱乐运动能力等。

2. 进行基本体检　检查老年人的心血管系统、神经系统、骨骼系统,以及老年人的身体协调性与步态。

3. 了解基本身体现状　了解老年人患病史、肢体感觉、以往活动的种类、活动量、活动时间及活动频率等。

4. 评估老年人活动耐受力、适应能力、活动环境的安全性和便利性,尤其是当老年人进行新的活动内容时,应注意老年人对该项活动内容是否耐受,是否出现间歇性跛行,甚至是异常的心率加快、呼吸急促等情况。

5. 评估老年人的用药情况　作为制订运动计划的准备。

6. 制订个体化活动计划　了解老年人的运动兴趣,与老年人一同为其制订具有针对性的、个体化的活动计划。

二、老年人运动保健的项目

(一)游泳、骑自行车和慢跑

在游泳、骑自行车和慢跑过程中,可调动机体大部分肌群参与,能改善心肺功能,增强机体的活动能力。但由于运动量较大,运动前必须先进行准备活动,运动结束后应进行整理活动,最重要的是必须在身体健康条件允许的情况下才可选择此类运动。

1. 游泳 游泳除了能够促进老年人的身体健康,还可以起到丰富老年人的精神生活、改善单调的心理环境、延缓机体组织细胞老化的作用,尤其对老年忧郁症的防治具有积极的意义。

游泳对于大多数老年人而言,是比较合适的运动之一。老年人在水中进行运动时,力量的消耗较少,运动速度相对缓慢,降低了老年人受伤的可能性。人们在游泳的时候,规律有节奏的打水与划水,紧张与放松相互交替,能有效调节和改善大脑皮层对各个系统功能的调节作用;水流、波浪对体表形成的摩擦和冲击,对周身形成自然的按摩,可以起到使肌肉放松、令心情舒畅、愉悦的作用。

2. 骑自行车 骑自行车是可以有效改善机体心肺功能的一种耐力性锻炼。可有效锻炼下肢的肌力,提升神经系统敏捷性,预防大脑的老化。锻炼时应注意正确的姿势与动作:身体稍前倾,双臂伸直,收紧腹部,双腿与自行车横梁平行,不可向外撇。可以起到健身作用的骑车方法有 5 种:

(1)自由式:时间、强度不限,其目的主要是使肌肉放松、呼吸加深,缓解身心疲劳。

(2)强度式:按一定的骑车速率或是按规定脉搏强度来控制骑车速度,此方法强度较大,但可有效锻炼心血管系统。

(3)间歇式:骑车速度快慢交替,先慢骑几分钟,再快骑几分钟,如此往复循环几次,也可起到锻炼心肺功能的作用。

(4)力量式:根据不同的道路条件调节力度,如上坡、下坡,利于提升下肢力量及耐力素质。

(5)有氧式:以中等速度骑行,时间大概 30 分钟左右,骑行时注意加深呼吸,利于减肥,有利于提升心肺功能。

3. 慢跑 慢跑是指轻松缓慢的、在毫无勉强的速度下进行的跑步方式,慢跑具有清除氧自由基的作用。理想的慢跑方法为:每天进行 1 次慢跑,或至少每周 2～3 次,每次 20 分钟以上,速度不可太快。慢跑至少应在餐后 30 分钟之后进行,切忌空腹状态或进餐后立即进行。跑步力量不可太大或太小,应该以个体自身的体力作为标准进行调整。此外,选择合适的运动鞋可以有效减轻脚部及膝关节的负担,以有弹性的厚底运动鞋为宜。

(二)步行或散步

步行或散步可起到促进血液循环、减肥降脂、缓解紧张情绪的作用,同时该运动方式对心脏形成的负担较小,安全性较高,尤其对于患高血压、冠心病的老年人而言,是最佳的运动方法。此外,在空气清新的环境中散步时,可同时做扩胸运动、深呼吸等运动,利于提高肺功能。老年人可依据自己的健康状况安排时间、距离及速度,谨记散步的总原则为:最大效果,最小危险。具体的步行或散步的方式主要有:

1. 普通散步 每次散步时间为 30 分钟至 1 小时,以每分钟 60～70 步(慢速)或 80～90 步(中速)的速度进行,适合于重度高血压的人群。

2. 快速步行　每次步行时间为 30 分钟至 1 小时,以每分钟 90～120 步的速度进行,适合于中度高血压及肥胖者。

3. 医疗步行　对步行距离及速度有一定要求,在平地或不同坡度地段上进行的运动疗法。运动量应按需制定,量力而行、循序渐进。适合高血压合并慢性冠心病及肥胖者。

4. 摩腹散步　为中医养生法,边散步边旋转进行腹部按摩(双手),以每分钟 30～60 步的速度进行,每走一步便随之按摩一周。适用于高血压合并胃肠道疾病、消化不良者。

5. 摆臂散步　步行时双臂前后用力摆动,可增进肩部及胸廓活动,以每分钟 60～90 步的速度进行。适合于高血压、慢性呼吸系统疾病、肩周炎、上下肢关节炎的老年人。

6. 拍打散步　为传统保健方法之一,即散步时两臂自然摆动拍打肩、胸、腰、腹、背等部位,可有穴位按摩的功效,可起到舒筋活血、缓解疲劳的作用。

7. 负重散步　即散步时在腿部或是躯干、手臂上负一定重量,或在具有阻力的地理环境中进行散步,如沙地、山坡等。由于增加了强度,较适合于健康的中老年人。

8. 倒走散步　此方法利于人体感觉器官与平衡感觉的锻炼,每次进行时间为 3～5 分钟,可与前行散步交替进行。倒走时足部落地顺序由足尖至足跟,利于足部穴位的按摩。倒走及负重散步均不适于老年高血压病人。

（三）具有趣味性的运动

对于老年人而言比较安全的运动方式还有太极拳、气功、体操运动、跳舞等。经济条件允许的话,打高尔夫球、保龄球、门球等也是不错的选择。此类项目均为趣味性较强的健身项目或集体运动,有利于促进老年人的社会交往、感情交流,减轻孤独感、寂寞感。

1. 太极拳　太极拳是我国传统的体育锻炼项目,动作柔和较为缓慢,优美又富有节奏感,运动过程中动与静相结合,容易学习,特别适合体弱多病的中老年人,也深受健康老年人群的喜爱。运动过程中,要求老年人全神贯注于锻炼,令老年人心境平和。太极拳锻炼除了有健骨骼、健肠胃、宣肺、促循环、利脑养性的作用,对失眠、烦躁及忧郁也有一定的疗效。进行太极拳锻炼时应注意做到:心静体松,即排除杂念,全身心放松;圆活连贯,即动作连贯、顺畅、自然;虚实分明,即动作要轻灵、均匀;呼吸自然,即呼吸应通顺自然、深长而匀细,应与动作配合自然。

 知识窗

太极拳的历史源流

太极拳在古时又称为"长拳"、"软手"、"棉圈"或"十三势",其中"太极"一词源于《周易·系辞》,含有"至高"、"至极"的意思。古人认为,人世间的一切事物都是不断运动、发展和变化的,而其反映出来的周期性规律就是太极原理,也就是"无极生太极、太极生两仪、两仪生四象、四象生八卦、八卦化万物乃至无穷"。太极拳的起源于创始人可谓众说纷纭,不一而足,简而言之大概有唐朝许宣平、宋朝张三峰、明朝张三丰、清朝陈王庭和王宗岳等几种各自相异的说法。

2. 气功　中医学对气功具有健身及预防疾病的功能也给予了肯定,认为气功可调节体内"元气",有祛病养身的作用。"三调"是练习气功最基本的操作内容,包括调身、调息、调神,对呼吸系统、循环系统、神经系统均具有一定的生理效应。练习气功过程中可形成深长、慢匀的呼吸,氧的吸收率增高,利于机体细胞对氧的摄取和利用,可以提升机体的最大肺活量与通气量,有效改善呼吸功能。有规律的气功"调息"可调节交感神经、副交感神经张力,进而调节相应的组织器官功能。

3. 体操运动　体操运动既简单易学又可起到增强老年人体质与肌力的作用,利于增强心肌收缩力,增加机体的肺活量,可以有效减少疾病的发生。体操运动属于群体性质的锻炼方式,积极参与集体体操活动,有利于老年人良好心理素质的培养,具有促进老年人身心健康的作用。

4. 球类运动　进行球类运动锻炼,可使肌肉关节力量得到锻炼的同时,调节大脑皮质兴奋性和小脑的灵活性与协调性。球类运动也是趣味性较强的集体运动,利于减轻老年人的孤独感、寂寞感。比如打保龄球,可使人头脑清醒、思维敏捷,其运动量不是很大,但可以活动全身大部分肌群,打保龄球要求保持正确姿势、身体平衡协调,因此可锻炼神经系统,提升均衡性与灵活性,进而提高并完善对参与运动的其他各个系统的调节与控制能力。此外,乒乓球、门球、网球等都是较为适合老年人选择进行的球类运动。

5. 跳舞　跳舞可以促进机体的血液循环,增强呼吸、消化、神经等多系统功能,对心血管疾病及癌症等具有一定的防治作用。如今,跳舞作为社会集体性文娱活动,赢得了越来越多的老年人的喜爱并且愿意加入其中,如广场舞等。舞蹈动作与音乐相结合,令人感到轻松愉悦,参加运动的老年人可以在活动中表现和欣赏美。老年人应选择节奏合适、轻松愉快的舞曲,不可过于剧烈,应选择空气流通的场所进行。舞蹈运动开始前,注意评估个体身体状况,如是否得到良好的休息,有无头晕、乏力等,不可机械性的强行参加,更不可在饱腹或饮酒后进行。

(四)日常延缓老化速度的运动

适当的运动可以延缓机体老化的速度,维持机体的各项生理功能,使老年人的整体生活品质保持良好状态。健康的老年人要注意预防和避免机体功能的退化,应选择维持关节活动度和肌肉力量的运动;体质衰弱的老年人运动时则应侧重加强健康状况的恢复;患病的老年人,需根据所患疾病和身体状态进行,并以预防并发症的发生为主要目标。老年人在日常生活中除可利用平时购物、倒垃圾等活动(可适当提升步速),以增加步行类的有氧运动外,也可在日常生活中进行抗阻力运动、上半身运动和柔软度运动。

1. 抗阻力运动　可训练肢体的承重肌肉,增加肌力、肌耐力并可减少骨质的流失(图4-3)。

(1)抬臀运动:老年人平躺于床上,双手轻放于身体两侧且全程不用力,两膝屈起,双脚踩床面,使臀部抬高5秒钟后放回床面休息10秒钟,连续5～10次。可于每天早、中、晚三个时间段进行。

(2)半蹲运动:老年人背靠墙站好,双脚并拢,背部挺直,双膝弯曲约30°,保持5～10秒钟后恢复站立姿势,休息20秒钟。反复进行5～10次。可于每天早、中、晚三个时间段进行。平衡较差的老年人可在体前放有椅背的椅子,运动时手扶椅背保持平衡。

(3)抬腿运动:老年人背靠墙站好,双脚分开与肩同宽,背部挺直,单腿抬高至膝盖弯曲90°(依据个体情况可酌情在脚踝处绑1～2kg沙袋),保持5～10秒钟后换另一条腿。反复进行5～10次。可于每天早、中、晚三个时间段进行。注意保持平衡,防止发生跌倒。

2. 上半身运动　有助于维持日常生活中的基本活动,如更衣、进餐、沐浴等,且方便易行(图4-4)。

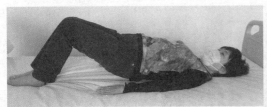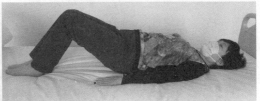

（1）抬臀运动

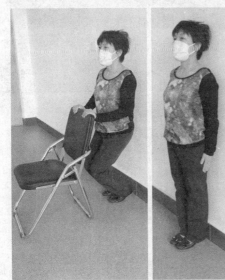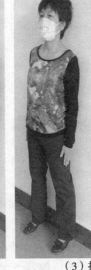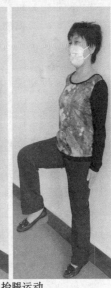

（2）半蹲运动　　　　　　（3）抬腿运动

图4-3　抗阻力运动

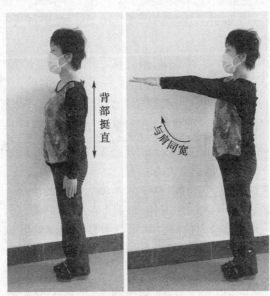

背部挺直

与肩同宽

（1）手臂运动

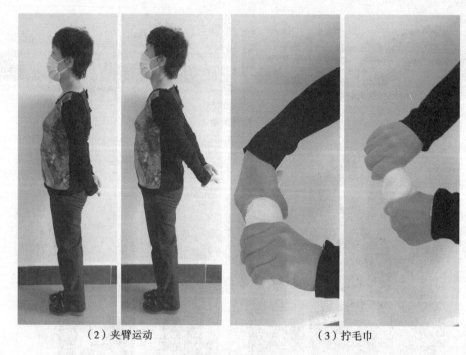

（2）夹臂运动 （3）拧毛巾

图4-4 上半身运动

（1）手臂运动：老年人直立站好，背部挺直，双手臂伸直向前举至肩膀水平（依据个体情况可酌情在手腕处绑 1~2kg 沙袋），保持 5 秒钟。反复进行 5~10 次。可于每天于早、中、晚三个时间段进行。

（2）夹背运动：老年人直立站好，背部挺直，双手于背后紧握，缓慢向上抬举，肩胛骨向背部中间方向集中，保持 5~10 秒钟。反复进行 5~10 次。可于每天于早、中、晚三个时间段进行。

（3）拧毛巾运动：老年人双手紧握毛巾，做拧动毛巾动作，维持 5 秒钟后，变换拧动方向，持续 5 秒钟。反复进行 5~10 次。可于每天于早、中、晚三个时间段进行。

3. 柔软度运动 可预防老年人受伤、跌倒的发生，良好的身体柔韧度利于保持和改善肌肉及关节能力，有助于增强老年人日常生活自理能力，如剪脚趾甲。需要注意的是患病老人进行柔软度运动时，应以轻度伸展为主，肌肉紧绷或有轻微疼痛感即可，避免发生损伤（图4-5~图4-8）。

（1）颈部柔软度运动：老年人取坐位，双手交叉抱头并轻轻下压，下颌向胸口靠近。

（2）胸肩部柔软度运动：老年人面向墙角或门框站立，向两侧张开双臂与肩膀水平，双手手掌贴在墙面或者门框上，上半身向前倾并利用此力量使双臂伸展。

（3）上背部柔软度运动：老年人站立，右侧手臂向左侧肩部靠近，左手抓握右手肘，使右手向左侧肩部靠近。

（4）躯干软度运动：老年人取坐位，双手交叉抱头，两侧手肘与肩平行，分别向身体两侧做伸展运动。

（5）腰部软度运动：老年人取坐位，双手放于双腿之上，上身前倾弯曲，头部与腹部缓慢向双腿间靠近。

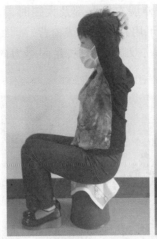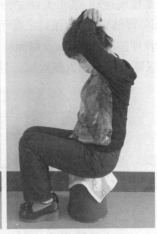

（1）颈部

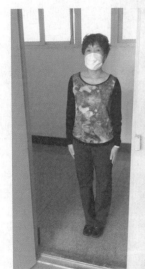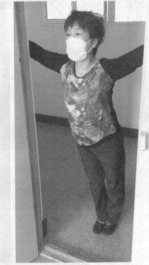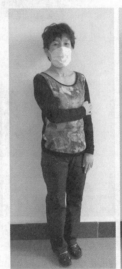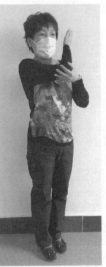

（2）胸肩部　　　　　　　　　　　　　（3）肩部

图4-5　柔软度运动一

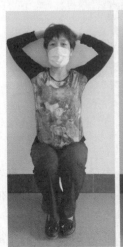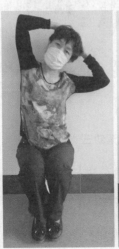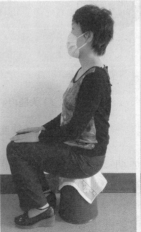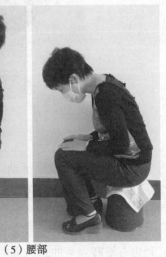

（4）躯干　　　　　　　　　　　　　（5）腰部

图4-6　柔软度运动二

（6）髋部及大腿柔软度运动：老年人站立，伸展右侧髋部及大腿时，右脚向后弯曲，左手抓住右脚脚掌或脚踝向臀部靠近，为保持平衡可用右手扶墙或椅背。训练左侧时同理。

（7）大腿内侧柔软度运动：老年人盘腿而坐，双脚掌并拢，足跟尽力向臀部方向靠近，双手抓住两脚脚踝，用双臂手肘下压大腿近膝盖处。

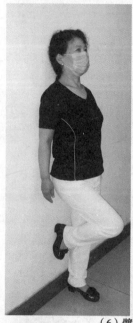
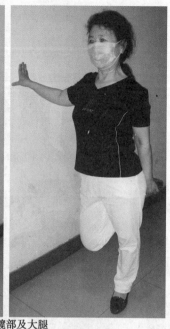

（6）髋部及大腿

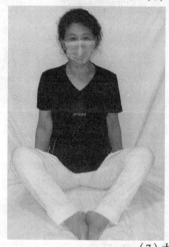
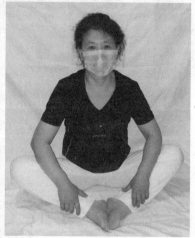

（7）大腿内侧

图4-7 柔软度运动三

（8）大腿外侧柔软度运动：老年人双腿伸直坐好，进行左侧伸展时，左膝屈曲并将左脚置于右膝外侧，左手撑于身体左后侧地面上，右手按住左膝外侧，使身体向左后旋转。右侧伸展同理。

（9）大腿后侧及小腿柔软度运动：进行左侧伸展时，老年人右脚在前，左脚在后，呈弓箭步，利用右腿膝盖弯曲使胸部前倾，使左侧大腿后部及小腿紧绷。右侧伸展同理。

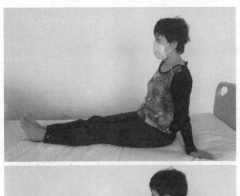

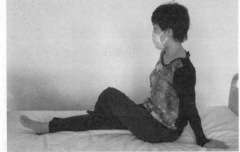

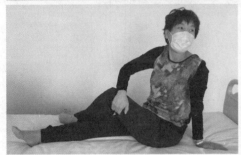

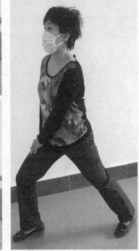

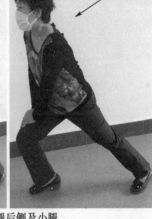

（8）大腿外侧　　　　　　　　　　（9）大腿后侧及小腿

图4-8　柔软度运动四

（五）医疗体育

医疗体育（体疗）指一种医疗性的体育活动，是治疗疾病、恢复功能康复方法，以使病人摆脱病态，恢复功能活动，适应生活及工作要求。在医护人员的指导下，进行科学有效的体育运动锻炼，利于老年人疾病的康复。

三、特殊老年人的活动

疾病容易带来老年人活动障碍问题，但若因此而不再活动，尤其是对于卧床老年人而言，则非常容易导致各种并发症及失用性萎缩的发生，以致严重影响老年人的生活质量。因此，每一位老年人都应设法采取有效措施，积极地进行基础性的运动，最大程度地增强老年人机体的各项功能，预防老年人可能因疾病而导致的各种并发症，维持或恢复老年人的生活自理能力。

（一）偏瘫老年人的活动

偏瘫老年人恢复行走功能，是恢复生活自理能力的重要内容之一。偏瘫的老年人进行步行训练时，需要助行器的辅助，常用的助行器有助步器、多脚手杖。多脚手杖的支撑面积大，稳定性好，可以增加行走不便老年人的活动安全性，此外，多脚手杖也适合于脊柱弯曲变形的老年人行走时使用，可预防由于重心前移而致跌倒的发生。脊柱弯曲变形的老年人进行户外活动时,也可使用小推车(图4-9)。
老年人在进行活动与训练时应依据疾病的
特点及运动目的,选择适合自己实际情况
的手杖(图4-10)。如,右侧偏瘫的老年人
应选择左手持手杖,前行时,右腿与手杖同
步向前(图4-11)。助步器包括带轮子的
和不带轮子的两种,前者(图4-12)适合于
能行走但易疲劳的老年人,后者(图4-13)
较为稳定,可以帮助不能行走的老年人
站立,亦可训练老年人行走的能力
(图4-14)。

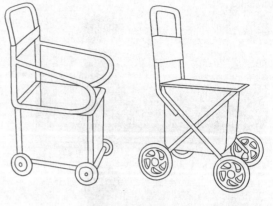

图4-9 小推车

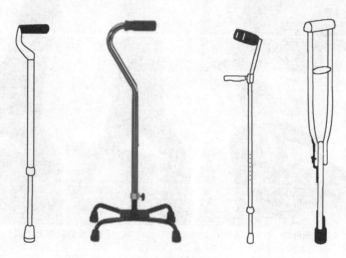

图4-10 手杖

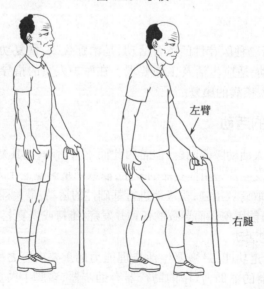

左臂

右腿

图4-11 使用手杖行走

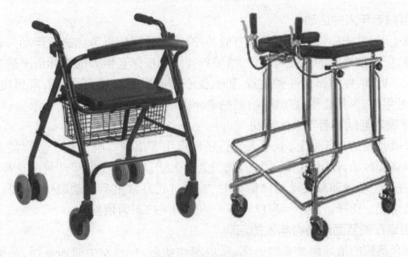

图 4-12　有轮助步器

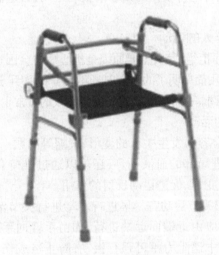

图 4-13　无轮助步器

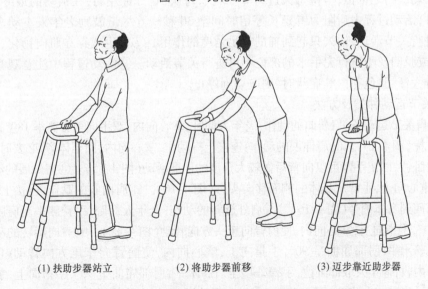

(1)扶助步器站立　　　(2)将助步器前移　　　(3)迈步靠近助步器

图 4-14　使用无轮子的助步器行走的方法

45

（二）疼痛老年人的活动

疼痛发生时,首先应针对病因给予有效治疗,疼痛缓解后再考虑进行运动。若因疼痛而不能活动者,应评估疼痛的程度与范围,给予处置。可根据老年人的实际情况适当地进行被动运动训练。此外,疼痛作为一种主观感觉,受心理因素影响较大,因此,家属应注意体贴、关怀、安慰老年人,令其心情放松愉悦,鼓励老年人起床活动。

（三）呼吸功能低下老年人的活动

由于呼吸系统的功能低下,老年人进行运动可由于出现呼吸急促、气短、甚至是呼吸困难而不得不终止运动,停下休息。因此,此类老年人运动时应注意运动量的选择,需循序渐进,尤其在进行主动运动和被动运动锻炼时,或是进行日常生活活动锻炼,都要注意观察个体呼吸运动情况。选择运动项目应以老年人的肺功能状态为依据。

（四）因治疗需要而制动老年人的活动

由于配合疾病的治疗而被要求卧床,采取制动状态,容易发生肌肉萎缩、足下垂等并发症,可在不影响治疗的前提下,进行肢体的按摩或被动运动,可起到预防肢体功能障碍、尽早解除老年人制动状态的作用。

（五）担心病情恶化老年人的活动

许多老年人会因为患病而拒绝活动,主要原因是担心病情会因运动而恶化。针对于此类患病老年人,可以请医生或护士用简单明了的语言向老年人解释说明,运动对疾病的影响及其重要性,可配合举例说明并反复强调。指导老年人进行安全有效的日常生活保健运动,如关节运动操。

（六）长期卧床老年人的活动

长期卧床的老年人,非常容易发生关节的变形、挛缩等问题。协助老年人在床上进行各个关节的活动,不仅可以促进局部的血液循环,还可以通过维持和增加病变关节的活动度,起到有效的预防关节挛缩及变形、促进运动反射的作用。

1. 关节活动的原则 ①关节活动宜尽早进行。②进行关节活动前应注意先热敷关节,使肌肉放松。③活动的顺序应由近端向远端进行,如由手臂向手掌。所有可以活动的关节均应包含在内。④活动过程中遇阻力不可强行扳动,防止造成伤害,应逐渐增加活动角度。⑤关节活动应持之以恒,坚持每天进行 2~3 次,每次 10 分钟左右,在活动的最终角度处停留 5 秒钟,活动过程中遇阻力者延长停留时间至 30 秒。⑥尽量鼓励老年人主动进行,即自身用力进行关节活动,他人只起到辅助补足角度的作用。⑦发生或存在肌肉钙化、异位性骨化、骨折或脱臼及刚进行完手术的部位不可进行关节活动。⑧活动过程中注意观察,发现老年人全身大汗、脸色苍白等症状时,则应立刻停止。

2. 关节运动种类及方法

（1）肩关节运动:①肩屈曲的动作:老年人仰卧,掌心向内,双手向前方高举 180°,尽力向同侧耳边靠拢(图 4-15)。②肩伸展的动作:连接上一动作,掌心向内,回至体旁,必要时可取侧卧位或者俯卧位,以使手臂可以向背后做较大角度的伸展活动(图 4-15)。③肩外展的动作:老年人仰卧,掌心向上,手臂从身体的侧面移向头旁(图 4-16)。④肩内收的动作:连接上一动作手臂由侧面回到身体侧旁(图 4-16)。⑤肩外旋转的动作:老年人仰卧,手臂侧举至肩膀水平,肘部屈曲 90°,手指向上,掌心向内,使前臂向床头方向转动(图 4-17)。⑥肩内旋转的动作:手臂侧举至肩膀水平,肘部屈曲呈 90°,手指向上,掌心向内,使前臂向床尾方向转动(图 4-17)。⑦肩水平内收:老年人取仰卧位,手臂外展至肩膀水平,肘部屈曲呈 90°,手指向上,掌心向内,手臂向另一肩膀方向移动(图 4-18)。⑧肩水平外展:老年人取仰卧位,手臂外展至肩膀水平,肘部屈曲呈90°,手指向上,掌心向内,手臂向背侧方向移动(图4-18)。

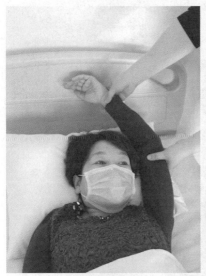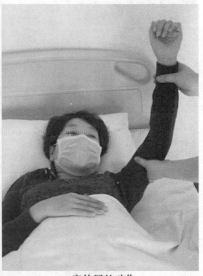

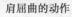肩屈曲的动作　　　　　　　　　　　肩伸展的动作

图4-15　肩关节的屈曲与伸展动作

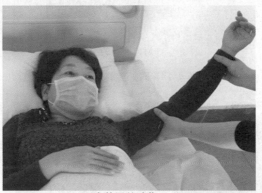

肩外展的动作

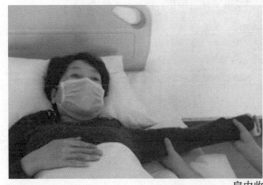

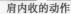肩内收的动作

图4-16　肩外展与内收动作

　　(2)肘关节运动:①肘屈曲与伸直:老年人取仰卧位,手臂自然放于体旁,掌心向上。肘部屈曲,使前臂向上臂靠近,再将前臂送回原位置(图4-19)。②前臂旋前与旋后:老年人取

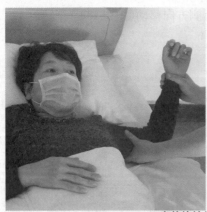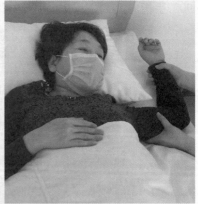

肩外旋转的动作

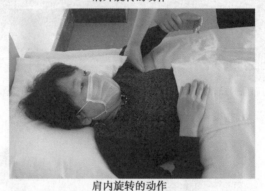

肩内旋转的动作

图 4-17 肩外旋转与肩内旋转动作

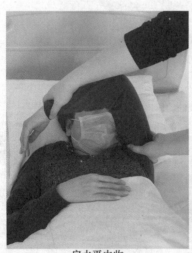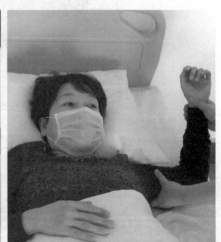

肩水平内收　　　　　　　　　　　肩水平外展

图 4-18 肩水平内收与外展动作

仰卧位,手臂自然放于体旁,掌心向上。固定肘部,旋转前臂使掌心向下,再将前臂旋转回原位置,使掌心向上(图 4-19)。

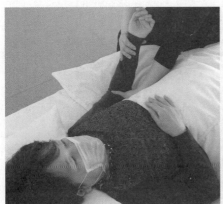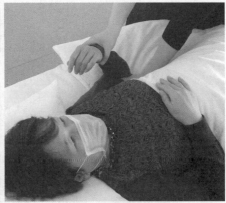

肘屈曲与伸直

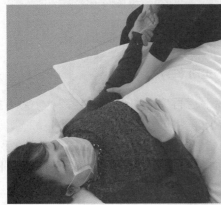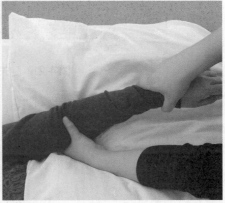

前臂旋前与旋后

图4-19 肘关节运动

（3）腕关节运动：①腕屈曲：手腕向掌心的方向弯曲（图4-20）。②腕伸直：手腕向手背的方向弯曲（图4-20）。③桡侧偏移：手腕向拇指方向侧曲（图4-21）。④尺侧偏移：手腕向小指侧弯曲（图4-21）。

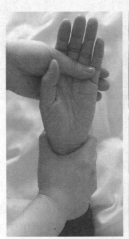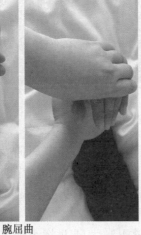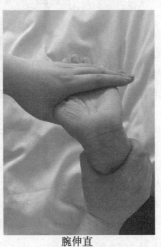

腕屈曲　　　　　　　　　　　　　腕伸直

图4-20 腕关节运动（一）

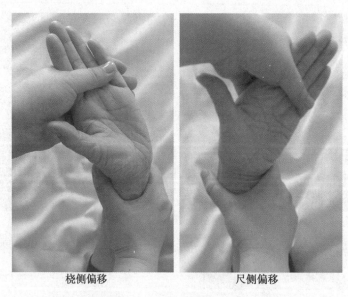

桡侧偏移   尺侧偏移

图 4-21 腕关节运动（二）

（4）手指关节运动：①手指屈曲与伸直：握拳后再完全打开（图 4-22）。②手指外展与内收：将五指完全分开后（形成"五"的手势），再将五指全部并拢（图 4-22）。③拇指屈曲与伸直：拇指向掌心内移动，尽力触摸小指根部位置后，再恢复至"五"的手势（图 4-23）。④拇指外展与内收：手指并拢，拇指向垂直于掌心的方向移动后，再向回复位至"五"的手势（图 4-23）。

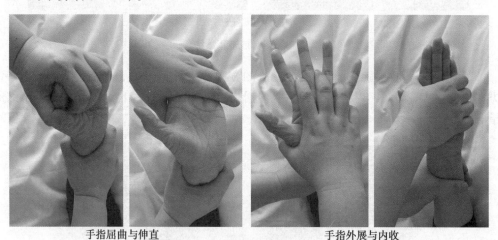

手指屈曲与伸直   手指外展与内收

图 4-22 手指关节运动（一）

（5）髋关节及膝关节运动：①髋关节屈曲、膝关节屈曲及伸直：老年人取仰卧位，下肢向胸部方向贴近后恢复伸直姿势（图 4-24）。②髋关节伸直：老年人取侧卧位，大腿水平向后移动（图 4-24）。③髋关节外展与内收：老年人取仰卧位，大腿向身体外侧水平移动后，再恢复至身体中间位置（图 4-24）。④髋关节内转与外转：老年人取仰卧位，髋关节和膝关节均屈曲呈 90°，固定膝盖与大腿并将小腿向身体外侧与内侧进行移动（图 4-25）。

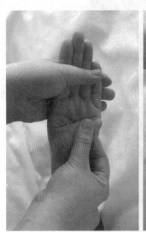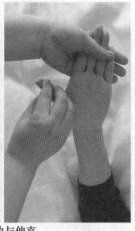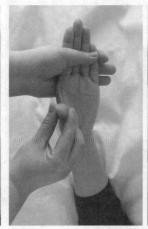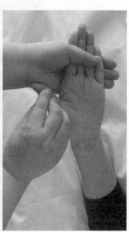

拇指屈曲与伸直   拇指外展与内收

图4-23 手指关节运动（二）

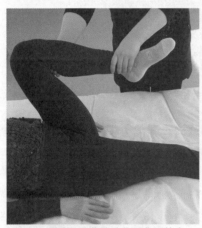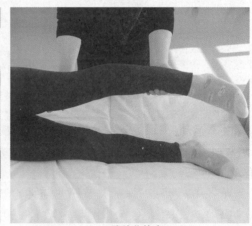

髋关节屈曲膝关节屈曲及伸直   髋关节伸直

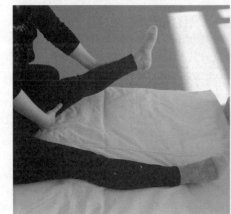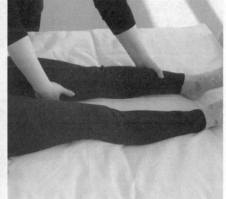

髋关节外展与内收

图4-24 髋关节及膝关节运动（一）

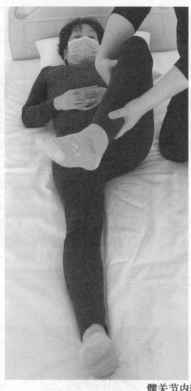
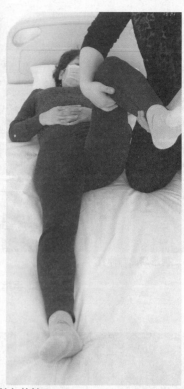

髋关节内转与外转

图 4-25 髋关节及膝关节运动（二）

（6）踝关节运动：①踝关节背曲与跖曲：先将脚踝向小腿的方向移动，再将脚踝向足底的方向移动（图 4-26）。②踝关节内翻与外翻：将脚踝向身体内侧移动后，再将脚踝向身体外侧进行移动（图 4-26）。

（7）脚趾关节运动：①脚趾关节屈曲与伸直：将脚趾向足底方向移动，再向足背方向移动（图 4-27）。②脚趾关节外展与内收：将脚趾打开做"五"的动作，再将脚趾并拢（图 4-27）。

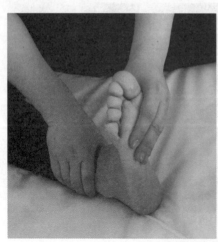
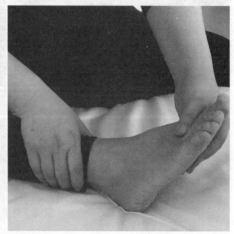

踝关节背曲与趾曲

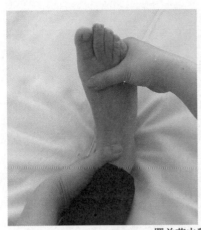
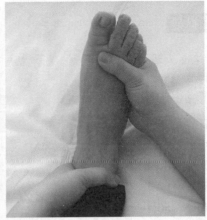

踝关节内翻与外翻

图 4-26 踝关节运动

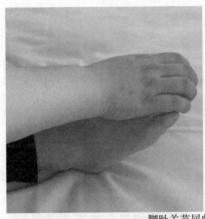
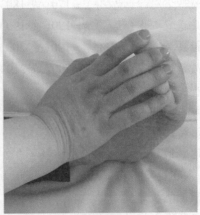

脚趾关节屈曲与伸直

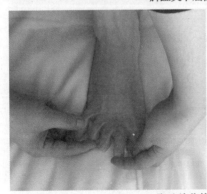
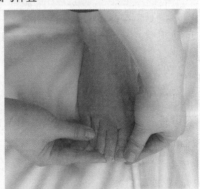

脚趾关节外展与内收

图 4-27 脚趾关节运动

（穆晓云）

护考模拟题

1. 关于老年人运动保健的原则,以下说法中**不恰当**的是
   A. 项目适宜   B. 循序渐进
   C. 坚持完成   D. 场地适合
   E. 自我监护

2. 运动过程中,老年人合适的运动强度是:运动后的心率为最大心率的
   A. 30% ~40%   B. 40% ~50%
   C. 50% ~60%   D. 60% ~70%
   E. 70% ~80%

3. 监测老年人运动之后的心率作为运动量是否合适的衡量标准为
   A. 最适宜心率(次/分) =160(或170) – 年龄
   B. 最适宜心率(次/分) =170(或180) – 年龄
   C. 最适宜心率(次/分) =180(或190) – 年龄
   D. 最适宜心率(次/分) =190(或200) – 年龄
   E. 最适宜心率(次/分) =200(或210) – 年龄

4. 运动处方的内容**不包括**
   A. 运动的种类   B. 运动的目的
   C. 运动的时间   D. 运动的强度
   E. 运动的场地

5. 老年人在运动中出现严重的胸闷、气喘甚至导致心绞痛发作时,正确处理方法为
   A. 减慢运动速度   B. 边运动边做深呼吸,进行调整
   C. 立刻停止运动   D. 保持运动节奏,沉着冷静
   E. 降低运动强度

6. 以下运动项目中适合于心脑血管疾病病人进行的是
   A. 跑步   B. 游泳
   C. 骑车   D. 散步
   E. 健身操

7. 以下**不可**进行运动锻炼的是
   A. 慢性支气管炎   B. 高脂血症
   C. 糖尿病   D. 类风湿关节炎
   E. 严重视网膜病变

8. 老年人**不宜**在餐后立即进行运动的原因是
   A. 刺激消化器官活动,易造成腹泻
   B. 易造成消化系统充血
   C. 导致交感神经抑制,不利消化
   D. 消化系统血液供应减少,影响消化
   E. 容易发生低血糖反应

9. 帮助老年人进行关节活动时,一般情况下,在活动的最终角度处停留时间为

A. 3秒钟   B. 5秒钟

C. 7秒钟   D. 9秒钟

E. 任意时长

10. 以下属于抗阻力运动的是

    A. 抬腿运动   B. 手臂运动

    C. 拧毛巾运动   D. 夹背运动

    E. 颈部运动

11. 以下属于上半身运动的是

    A. 抬腿运动   B. 半蹲运动

    C. 拧毛巾运动   D. 抬臀运动

    E. 蹲起运动

12. 进行肩内旋转的动作时,手肘弯曲角度为

    A. 15°   B. 30°

    C. 45°   D. 60°

    E. 90°

13. 进行关节活动时,应注意活动方向为

    A. 由近端向远端   B. 由远端向近端

    C. 由下向上   D. 由上向下

    E. 由左向右

14. 进行关节活动时,若关节活动角度受限应

    A. 稍加用力   B. 立即停止

    C. 停留30秒   D. 改变方向

    E. 立即恢复原位

15. 关于进行抬腿运动时以下说法正确的是

    A. 双脚略宽于肩   B. 面向墙站立

    C. 抬高大腿至膝盖弯曲90°   D. 可在脚踝处绑上5~10kg的沙袋

    E. 每次抬高大腿持续1~2分钟

16. 老年人经常进行柔软度运动

    A. 可以杜绝跌倒的发生   B. 可以完全改善神经系统功能

    C. 可使日常生活动作变得容易   D. 可以起到迅速止痛的作用

    E. 可以培养良好的情绪

17. 为老年人进行关节活动时,病人出现全身冒汗、脸色苍白等症状时应

    A. 换另外活动方式进行   B. 加快速度完成

    C. 指导老年人进行呼吸运动   D. 安慰老年人

    E. 立即停止

18. 髋关节内转与外转活动时,应将髋关节与膝关节弯曲成

    A. 30°   B. 45°   C. 60°

    D. 75°   E. 90°

19. 进行拇指外展与内收活动时,正确的做法是

    A. 拇指移向垂直于手心的方向后,恢复敬礼的手势

B. 拇指移向平行于手心的方向后,恢复"五"的手势

C. 拇指移向垂直于手心的方向后,恢复"五"的手势

D. 拇指移向小指的位置后,恢复敬礼的手势

E. 拇指移向中指的位置后,恢复"五"的手势

20. 进行关节活动前先热敷关节的目的是

A. 使关节放松 B. 使肌肉放松 C. 清洁皮肤

D. 消毒皮肤 E. 使老年人做好心理准备

第五章　老年人的心理保健

学习目标

1. 具有从心理层面关爱老年人、关注老年人的心理问题、为老年人营造良好心理环境的能力。
2. 掌握老年人心理健康的方法、老年人常见的心理问题及预防保健。
3. 熟悉老年人心理健康的概念及原则。
4. 了解老年人心理变化的特点及影响因素。
5. 能运用所学知识对老年人采取正确的心理保健指导。

工作情景与任务

导入情景：

　　方大妈，65岁，中年丧偶，含辛茹苦将女儿抚养长大，母女俩相依为命。前两年，方大妈退休了，在女儿结婚另住后，便一个人独自生活。刚开始，她还能按照原来的生活轨迹，买菜煮饭、洗衣打扫。慢慢的，她开始感到心烦意乱，食欲缺乏不振，无法入睡，情绪失控甚至生活不能自理。于是，家人只得从乡下将她的妹妹接来照顾她。1个月后，方大妈逐渐恢复了往日的精神。原来，她患上了"空巢综合征"，妹妹的陪伴给她带来了心灵的慰藉，使她的健康问题"不药而愈"。

工作任务：

1. 通过方大妈的例子，分析老年人在心理上的特点。
2. 做好空巢老年人心理调适，预防心理问题的发生。

　　进入老年期后，人的各种生理功能都逐渐衰退、机体储备能力下降、代偿能力差，对外界环境的适应能力及抵抗力均下降，容易发生各种疾病。同时还要面临多种生活事件，如社会角色的转变、经济地位的变化、丧偶等，在面对和适应老化的过程中，老年人常常会出现一些特殊的心理变化，影响其正常的生活和疾病的防治。因此，做好老年人的心理保健，对提高老年人的生活质量，预防身心疾病的发生具有重要的意义。

第一节 老年人常见的心理特点及影响因素

一、老年人的心理特点

老年人的心理变化包括感知觉、智力和人格等方面,其特点主要表现在以下几方面。

(一)感知觉

随着年龄增长,老年人的感觉器官尤其是听觉和视觉逐渐衰退,出现眼花、听力下降、味觉减退等,这些都会给老年人的生活带来诸多不便。例如,老年人对音调低的声音感知能力高于高音调声音,因此喜欢听低音音乐。另外,由于听力下降,容易误听、误解他人的意思,出现敏感、多疑。在知觉上,老年人容易发生反应变慢,定向力障碍,影响其对时间、地点、人物的辨别。

(二)记忆

老年人普遍会出现记忆能力减退,且随着年龄增长越来越严重,"记忆力减退"常常作为衰老的特征之一。老年人的记忆变化特点为:记忆的广度、机械记忆、再认和回忆等减退,记忆速度明显减慢等。如老年人常常出现近事遗忘,在规定时间内速度记忆变差。有学者认为,老年人需要的反应时间比较长,记忆的速度也较慢,若给老人足够长的时间,其记忆的内容应该可以和年轻人一样多,不过,遗忘也较快,数小时或数天后,所记得的内容会比年轻人少,但是远期记忆却很清楚。远期记忆不受年龄的影响,只有近期记忆会受到年龄影响。

(三)智力

智力是学习的能力,体现了个体对环境的适应能力。人的智力包括"液态"技巧性智力和"晶态"实用性智力两类。"液态"技巧性智力是指获得新观念、洞察复杂关系的能力,如知觉整合能力、近事记忆能力、思维敏捷度及与注意力和反应速度等有关的能力。其在成年后随着年龄的增长而逐渐减退,老年期下降明显。"晶态"实用性智力与后天的知识、文化和经验的积累有关,如词汇、理解力和常识等,健康成年人的"晶态"实用性智力一般不会随着年龄增长而减退。

(四)思维

思维是人类认知过程的最高形式,是较为复杂的心理过程,老年人由于记忆力的减退,导致其在概念形成、解决问题的思维过程以及创造性思维和逻辑推理方面都受到不同程度的影响,而且个体差异较大。老年人的思维普遍呈下降趋势,尤其在思维的敏捷性、流畅性、灵活性、独特性、创造性等方面比年轻人差,有时会出现注意力转移慢、想象力受到经验的限制而难以活跃等。

(五)人格

人格即人的特性或个性,是指个体在适应社会生活的成长过程中,在遗传与环境交互作用下,形成的独特的、相对稳定的心身结构。人格包括性格、兴趣、爱好、倾向性、价值观、才能和特长等。进入老年期,人格也逐渐发生相应改变,如由于记忆减退,说话重复唠叨,再三叮嘱,总怕别人和自己一样忘事;学习新事物的能力降低、机会减少,故多根据以往经验办事,保守、固执、刻板,因把握不住现状而容易怀旧和发牢骚等;对健康和经济的过分关注与担心而产生不安与焦虑。因体力和精神能量的日益减退,老年人变得被动、退缩,不愿与人接触,不愿结交新朋友。

（六）情绪

与中青年相比,老年人更倾向于遵循某些规范以控制自己的情绪。所以老年人多表现为老成持重,做事习惯于三思而行,容易克制自己的不满和愤怒情绪。就情绪起伏而言,老年人更容易产生不良的消极情绪,如失落、孤独、疑虑、焦虑等。

（七）意志行为

意志是为了达到确定的目的而表现出的毅力和精力。老年人的意志因社会地位、生活环境、文化素质的不同而存在较大的差异。有的老年人因为体力和精力的不足,又因为社会活动、人际关系发生改变,容易出现自暴自弃、精神空虚彷徨、意志消沉。有的老人则老当益壮、意志不衰。

二、老年人心理变化的影响因素

人的心理状态是许多内外因素综合作用的结果。长期的生活阅历,稳定的社会地位使得老年人容易形成固有的思维模式和行为习惯。但随着年龄的增长,在各种因素的共同影响下,老年人的心理也发生了变化,影响老年人心理变化的因素主要有:

（一）社会地位的变化

老年人退休后,社会地位可能会发生某些改变。由于年轻时已经习惯了忙碌的工作和生活,一旦闲下来很容易感到自己在别人眼里的重要性逐渐降低,自己的才能无法施展,产生“无用感”。社会地位的改变会导致老年人发生心理上的变化,如出现孤独感、自卑、抑郁、烦躁、消极等。这些不良的心理变化均会加速机体的老化。

（二）家庭人际关系

离退休后,老年人主要活动场所由工作地点转为家庭,随着子女们长大成人,自己从原来精神上支撑家庭,经济上维持生活,要求小辈言听计从的“家长”角色逐渐转变为被照顾的角色,在家庭中的主导作用减弱。老年人会感到自己的意见不再像以往那样被子女们重视,从而导致精神空虚、情绪消沉。同时,家庭成员之间的关系也对老年人的影响很大,如子女对老年人的态度,代沟产生的矛盾等,对老年人的心理都会产生影响。

（三）各种生理功能退化

随着年龄的增长,人的各种生理功能减退,并出现一些老化现象,如脑细胞逐渐发生萎缩并减少,导致精神活动减弱,反应迟钝,近期记忆力减退等。同时视力和听力及运动能力也逐渐减退和降低。

感觉器官是任何外界交流的基础,老年期出现的视力、听力等各种感觉功能减退,会导致老年人从外界获取的信息量减少,从而使他们产生和周围环境的隔离感。特别是随着听力的减退,对他人语言的理解能力下降,尤其是面对某些不熟悉的内容时,理解力下降会更加明显。此时如果老年人性情豁达,会主动多问,否则容易多疑,从而影响情绪。而味觉和嗅觉的减退,会使老年人觉得食之无味,变得容易挑剔。

（四）营养状况

人体为维持组织与细胞的正常生理活动,每日需要足够的营养物质,如蛋白质、脂肪、水、盐类、微量元素、维生素等。尤其是神经组织及细胞对营养物质的需要更甚。当营养不足时,常可出现精神不振、乏力、记忆力减退、对外界事物不感兴趣,甚至发生抑郁及其他精神及神经症状。例如,当严重缺乏维生素 C 时,除了会引起维生素 C 缺乏症外,还可以导致精神淡漠、遗忘与抑郁、意识障碍等;当缺乏维生素 B_{12} 时,会出现脑、脊髓或外周神经的脱髓现象而导致的神经及精神症状。这些对老年人的心理都会造成不同程度的影响。

（五）体力或脑力过劳

体力及脑力劳动过度均会造成记忆力减退、精神不振、乏力、思想不易集中,甚至会产生错觉、幻觉等异常心理。

（六）疾病

有些疾病会影响老年人的心理状态,尤其是脑血管疾病,如脑动脉硬化会使脑组织供血不足,导致脑功能减退,促使记忆力减退加重,晚期甚至会发生老年性痴呆等;脑梗死常可使老年人卧床不起,生活不能自理,以致产生悲观、孤独等心理状态。此外,疾病的出现还会导致老年人精神不振,自理能力下降,产生一种"垂暮感",缺乏治疗信心,不积极与医护人员配合治疗等。

（七）死亡临近的压力

随着年龄的增长和身体的衰老,老年人往往逐渐认识到死亡的临近。当其接近死亡年限时,常常会回忆自己的一生,产生各种不同的复杂心理,这对老年人的心理健康有一定影响。

第二节 老年人心理保健的原则与方法

一、老年人心理健康的概念

心理健康（mental health）是一个相对的概念,国内外尚没有统一的心理健康标准。第三届国际心理卫生大会将心理健康定义为:"所谓心理健康,是指在身体、智能以及情感上与他人的心理健康不相矛盾的范围内,将个人心境发展成最佳状态。"基于以上定义,心理健康包括两层含义:一是与绝大多数人相比,其心理功能正常,无心理疾病;二是能积极调节自己的心理状态,顺应环境,建设性地发展完善自我,充分发挥自己的能力,过着有效的生活。也就是说,心理健康不仅意味着没有心理疾病,还意味着个人的良好适应和充分发展。

 知识窗

我国老年人心理健康的标准

1. 感、知觉尚好,稍有衰退者可以通过适当的手段进行弥补,如戴眼镜、使用助听器等。

2. 记忆力良好,能轻松地记住一些一读而过的 7 位数字。

3. 逻辑思维健全,考虑问题和回答问题条理清晰明了。

4. 想象力丰富,不拘于现有的框框。

5. 对精神刺激或压力具有承受能力和抵抗力。

6. 意志坚强,做事有始有终,不轻易冲动。

7. 态度和蔼可亲,能常乐、能制怒。

8. 对现实有客观的认识,能根据实际情况的变化,适当调节自己的心理状态。

9. 学习能力基本不变,始终坚持学习某一方面或几方面的知识或技能。

10. 有正当的业余爱好。

11. 与大多数人的心理活动基本保持一致,遵守社会公认的道德及伦理观念。

12. 能坚持正常的生活、学习、工作和活动,能有效地适应社会环境的变化。

二、老年人心理保健的原则

（一）适应性

心理健康强调人与环境能动地协调适应。自然环境和社会环境中均有多种打破人与环境协调平衡的因素，尤其是社会环境中的人际关系协调性对心理健康有着重要意义。人不仅要顺应周围环境，更要积极、能动地对环境进行改造以适应人的需要，或改造自身以适应周围环境。因而，需要积极主动地调节环境和自身，减少环境中的不良刺激，学会协调人际关系，发挥自己的潜能，以维护和促进心理健康。

（二）系统性

人是一个开放的系统，无时无刻不与自然、社会文化相互影响作用。如生活在家庭或群体之中的个体会影响家庭或群体，同时也受到家庭或群体的影响，因此，创造良好的家庭或群体心理卫生氛围对促进个体的心理健康十分重要。只有从自然、社会文化、人际关系等多方面、多角度、多层地考虑和解决问题，才能达到系统内外环境的协调与平衡。

（三）发展性

人和环境都在不断变化和发展，人在不同年龄阶段、不同时期、不同身心状况下和不同的环境中，其心理健康状况也是动态变化的。所以，要以发展的观点动态地把握和促进心理健康。

 知识窗

老年人的心理需求

1. 健康　老年人常有恐惧、怕死、疑病等心理，非常希望保持健康的身体，能长命百岁。

2. 被尊重　老年人希望得到年轻人的尊重，尊重会使老年人心情舒畅、精神愉悦。

3. 交流　良好的人际关系和丰富的社会活动可满足老年人认知发展和信息交流的需求。

4. 自主　老年人阅历丰富，有自己喜欢做的事，且自有主张。

5. 情感　老年人常把情感寄托在老伴子女、亲朋好友上。

6. 求知　老年人离开工作岗位后也希望继续读书学习，俗话说"活到老，学到老"。

7. 依存　老年人随着生理功能的不断衰退，迫切希望得到充分的照护，使他们老有所依。

三、老年人心理保健的方法

（一）树立正确的健康观和死亡观

1. 树立正确的健康观　老年人往往对自己的健康状况持消极态度，对疾病过分担忧。不能实事求是地评价自己的健康状况。过度担心自己的疾病，会导致神经性疑病症、焦虑、抑郁等心理问题，加重疾病和躯体不适，加速衰老。因此，要树立正确的健康观，帮助老人正确认识衰老和对待疾病，才能采取适当的求医行为；同时要积极治疗原发疾病，尽量避免使用或慎用可引起焦虑症状的药物，促进病情稳定和康复。只要老年人能保持乐观、通达，养成良好的生活方式，积极进行身心保健，是完全可以达到健康老年化的。

2. 树立正确的死亡观 生老病死是自然规律,死亡是生命的必然发展和归宿,任何恐惧和逃避都无济于事。老年人应科学看待死亡,消除迷信思想。实现老年人老有所为、老有所用的理想,获得心理上的满足和平衡。

(二)离退休后的良好过渡

1. 离退休前充分准备 也就是离退休的缓冲期。当年龄接近法定的退休年龄时,老年人要提前接受指导以做好心理准备。

2. 适应离退休生活 ①在这一时期要帮助老年人重新设计自己的生活。如条件允许,可以发挥潜能,重归社会,做一些力所能及的工作,让老年人的生活充实起来。②提倡老年人离退休后继续学习新知识,看书看报一方面可以了解外界的变化,不脱离社会,另一方面也可以促进大脑活动,延缓智力的衰退。③鼓励老年人利用离退休后的闲暇时间,充分享受个人爱好所带来的乐趣,并且多与人交往,多参与社交活动,建立新的社交网络,排解寂寞,增添生活情趣。④指导老年人养成健康的生活习惯,制定科学合理的作息时间,平衡饮食,适当运动,建立起健康的生活方式。

3. 建立离退休后新生活 一般在1~2年时间里大部分老年人都会适应离退休生活。越来越多的老年组织和老年团体提高了老年生活的质量,有条件的老年人可以参加这些团体,度过一个幸福愉快的晚年。

(三)帮助老年人科学用脑

1. 鼓励老年人勤用脑 坚持适量的脑力活动,使脑细胞不断接受信息刺激,有助于延缓脑的衰老和防止脑功能的退化。研究表明,对老年人的各种感觉器官进行适当的刺激,可增进其感、知觉功能,提高记忆力、智力等,减少老年期痴呆的发生。

2. 养成良好的卫生饮食习惯 多吃富含锌、锰、硒类的健脑食物,如海产品、贝壳类、鱼类、乳类、豆类、坚果等,适当补充维生素 E,中医的补肾食疗有助于增强记忆力。尽量不用铝制炊具,过酸过咸的食物在铝制炊具中存放过久,就会使铝被人体吸收。

3. 穴位按摩 按摩或灸任脉的神阙、气海、关元,督脉的命门、大椎,胃经的足三里穴(双),均有补肾填精助阳、防止衰老和预防痴呆的效果,并且研究表明按摩太阳、神庭、百会、四神聪等穴位可有效提升认知功能或延缓认知功能的衰退。

4. 慎用药物 许多药物能引起中枢神经系统不良反应,包括精神错乱和倦怠,尽可能避免使用镇静剂、抗组胺制剂、抗精神病药物。

(四)情绪自我调节

1. 培养广泛的兴趣爱好 广泛的兴趣爱好不仅能使老年人开阔视野,扩大知识面,丰富生活,充实他们的晚年生活,而且能有效地帮助他们摆脱失落、孤独、抑郁等不良情绪,促进生理及心理的健康。因此,老年人要根据自己的情况,有意识地培养一两项兴趣爱好,如书法、绘画、下棋、摄影、园艺、烹调、旅游、钓鱼等,用以调节情绪,陶冶情操,充实生活,稳定生理节奏,让老年人的晚年生活充实而充满乐趣。

2. 建立良好的生活习惯 帮助老年人建立规律的饮食和睡眠习惯,戒烟节酒,提高生活质量。老年人尤其是居住于高楼的老年人多参加社会活动,增加人际交往。邻里间加强交流,增进友谊,有利于老年人调适心理,消除孤寂感。

3. 坚持适量运动 坚持适量运动有益于老年人的身心健康。适量的运动有助于改善老年人的体质,增强脏器功能,延缓细胞代谢和功能的老化,并增加老年人对生活的兴趣,减轻老年生活的孤独、抑郁和失落的情绪。老年人可根据自己的年龄、体质、兴趣、爱好及锻炼

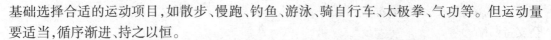

基础选择合适的运动项目,如散步、慢跑、钓鱼、游泳、骑自行车、太极拳、气功等。但运动量要适当,循序渐进,持之以恒。

4. 提高幸福感 常言道,知足者常乐,老年人应保持乐观向上的情绪,提高自我价值感和幸福感,消除内心的不安,轻松、愉快地度过晚年生活,有利于健康长寿。

(五)妥善处理家庭关系

家庭是老年人晚年生活的主要场所。家庭关系和睦,家庭成员互敬互爱则有利于老年人的健康长寿;相反,家庭不和,家庭成员之间关系恶劣,则对老年人的身心健康极其有害。因此,处理好与家人的关系,尤其是处理好与两代或几代人的人际关系显得十分重要。

1. 正确处理老年人与其家庭成员的关系 鼓励老年人主动调整自己与其家庭成员的关系,正确面对"代沟",与子女间相互包容;家庭成员要为老年人的衣食住行等创造条件,为老年人提供便利和必要的情感、经济和物质上的帮助,共同建立良好的亲情。

2. 正确面对"空巢"家庭 空巢家庭中,老年人应正确面对子女成家立业离开家的现实,不过高期望和依赖子女对自身的照顾,善于利用现代通信方式与子女沟通。作为子女应尽量与老年人一起生活或经常回家探视,使老年人精神愉快,心理上获得安慰。

3. 建立和谐的家庭氛围 和谐的婚姻对老年人至关重要,良好的夫妻关系是老年生活幸福的保障。丧偶对老年人的身心健康是很大的摧残。老年人丧偶以后,只要有合适的对象,一方面是老年人自身要冲破习俗观念,大胆追求;另一方面,子女要正确看待老年人的再婚问题,同情、支持老年人再婚,给予老年人宽容的再婚环境,使老年人晚年不再孤寂。同时,社会也应加大宣传教育,改变人们对于老年人再婚的不良认识。相关机构要协同工作,努力为老年人再婚提供政策和权益支持,还要积极探讨适宜老年人再婚的有关举措。

(六)营造良好的社会支持系统

社会支持能够缓解老年人的心理压力,提高其生活满意度,促进老年人的身心健康。社会支持最主要的来源是家庭成员,而朋友、同事的支持也非常重要。此外,各种社会团体也是社会支持的重要来源。

老年人的社会支持类型可分为正式和非正式两种。正式网络包括社会组织系统,如社区服务、社区互助、社区公共护理、居家护理等;非正式网络包括家庭成员、亲友和近邻。

1. 血缘型非正式社会支持网络 来自于家庭子女和亲戚的帮助,这是人们经常使用的一种社会支持。网络中涉及的人员主要提供日常家事的支持、病痛的服侍和慰藉,子女还要承担亲情下的经济与社会安全责任。这种支持网络会让老年人感受到来自家庭亲人的关注和帮助,满足老年人对亲情的渴望。但是,如果子女不在老年人身边,就容易导致此类社会支持的缺失。

2. 友情互助非正式社会支持网络 来自于近邻及朋友的帮助。这一方式被越来越多的老年人使用,来弥补血缘型社会支持的不足。但是,这种网络也同血缘型社会支持网络一样缺乏稳定性,不容易持久,也缺乏调动专业性资源的能力。

3. 正式社会支持网络 来自于社区服务和互助服务,有家庭服务系统、志愿者服务、社区老年人互助组织等形式,有各种专业人员,如医护人员、心理保健人员、社会工作者等的介入。这种网络的最大好处在于能够有效地调动各种社会资源,尤其是专业资源。

在老年人需要时,任何一种社会支持网络提供的帮助,都能有助于老年人健康状态的稳

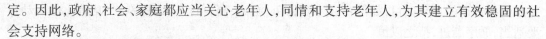

定。因此,政府、社会、家庭都应当关心老年人,同情和支持老年人,为其建立有效稳固的社会支持网络。

(七)营造良好的社会环境

1. 发扬尊老敬老的社会风气　尊老敬老是中华民族的传统美德,也是我国老年人心理健康的良好社会心理环境。社会应加强宣传教育,大力倡导尊老敬老。完善老年人的社会支持系统。年轻人应学会谦让和尊重老年人,理解老年人的焦虑心理,鼓励和倾听老年人的内心宣泄,真正是从身心上去关心体贴老年人。

2. 尽快完善相关立法　应加强老龄问题的科学研究,为完善立法提供依据,尽快完善相关法律,为增强老年人安全感、解除后顾之忧、安度晚年提供社会保障。

第三节　老年人常见的心理问题及预防保健

一、脑衰弱综合征

脑衰弱综合征(asthenic syndrome)是指由于大脑细胞的萎缩,脑功能逐渐衰退而出现的一系列临床症状。

(一)原因

造成老年人脑衰弱综合征的常见原因有:长期烦恼、焦虑;老年人离退休后,生活太闲,居住环境太静,与周围人群交往甚少,信息不灵;脑动脉硬化、脑损伤后遗症、慢性酒精中毒及各种疾病引起的脑缺氧等。

(二)表现

有头痛、头晕等头部不适感觉;身体疲乏无力;记忆力下降、注意力不集中;感觉过敏,情绪不稳、易激惹、焦虑;睡眠障碍,如入睡困难、多梦易醒、早醒、睡后不能解除疲乏等现象。

(三)预防保健

1. 应当注意调节好老年人心理状态,帮助其进行角色转换。

2. 充实老年人的生活内容,重新建立离退休后有规划的生活作息制度,养成良好的起居、饮食等生活习惯,保证老年人的充足睡眠。

3. 加强老年人的人际交往,鼓励老年人多参加一些有益的活动,丰富其老年生活。

4. 指导老人合理用脑,积极治疗心身疾病。

二、焦虑

焦虑(anxiety)是一种很普遍的现象,包括指向未来的害怕不安和痛苦的内心体验、精神运动性不安以及伴有自主神经功能失调表现三方面症状。几乎人人都有过焦虑的体验,适度的焦虑有益于个体更好地适应变化,有利于个体通过自我调节保持身心平衡等。但持久过度的焦虑则会严重影响个体的身心健康。

(一)原因

造成老年人焦虑的可能原因为:体弱多病,行动不便,力不从心;疑病性神经症;各种应激事件,如离退休、丧偶、丧子、经济窘迫、家庭关系不和睦、搬迁、社会治安以及日常生活常规的打乱等;某些疾病,如抑郁症、痴呆、甲状腺功能亢进、低血糖等;应用某些药物,如皮质类固醇、抗胆碱能药物、咖啡因等均可引起焦虑反应。

（二）表现

焦虑可分为急性和慢性两类。

1. 老年人急性焦虑 发作时常突然感到不明原因的惊慌、紧张不安、心烦意乱、坐卧不安、失眠，或激动、哭泣，常伴有潮热、大汗、口渴、心悸、气促、脉搏加快、血压升高、尿频尿急等躯体症状。严重时可以出现阵发性气喘、胸闷，甚至有濒死感，并产生妄想和幻觉。急性焦虑发作一般持续几分钟到几小时，之后症状缓解或消失。

2. 老年人慢性焦虑 可表现为持续性紧张，经常提心吊胆，有不安的预感，平时比较敏感，处于高度的警觉状态，容易激怒，生活中稍有不如意就心烦意乱，易与他人发生冲突，注意力不集中，健忘等。

持久过度的焦虑可严重损害老年人的身心健康，加速衰老，增加失控感，损害自信心，并可诱发疾病如高血压、冠心病、脑卒中、心肌梗死，以及跌倒等意外发生。

（三）预防保健

1. 正确评估老年人的焦虑程度，有针对性进行指导。

2. 指导和帮助老年人及其家属认识分析引起焦虑的原因和表现。

3. 积极治疗原发疾病，尽量避免使用或慎用可引起焦虑症状的药物。

4. 指导老年人保持良好心态，学会自我疏导和自我放松。

5. 家庭支持 子女要理解老人的焦虑心理，鼓励并倾听老年人的内心宣泄，真正从心理精神上去关心体贴老年人。

三、抑郁

抑郁（depression）是以情绪低落、悲观消极、少言少动、思维迟钝等为主要特征的一种老年人常见的精神心理问题。世界各地老年人精神疾病调查显示，抑郁症发病率最高（16% ~ 26%），尤其是被孤立、孤独、失业或遭遇哀伤事件的老年人更易发生。抑郁高发年龄大部分在50~60岁之间。老年人的自杀常与抑郁情绪有关。

（一）原因

导致老年人抑郁的可能原因主要有：年龄增长带来的生理功能退化；慢性疾病如高血压病、冠心病、糖尿病及癌症等与躯体功能障碍和因病致残导致自理能力下降或丧失；应激事件，如离退休、丧偶、经济窘迫、家庭关系不和等；孤独，如独居丧偶老年人或空巢家庭老年人；消极的应对方式等。

（二）表现

抑郁主要表现为情绪低落、思维迟缓和活动减少三个方面。老年人抑郁大多数以躯体症状作为主要表现形式，心境低落表现不太明显，称为隐匿性抑郁；或以疑病症状为主要表现、可出现"假性痴呆"等；严重抑郁症老年人容易出现自杀行为，如疏于防范，容易发生老年人自杀。

（三）预防保健

及时识别出老年人抑郁症状，积极治疗慢性疾病，避免过度保护，尽可能提高老年人的自护能力，改变消极的应对方式等。对于有抑郁症的老年人，应严防自杀、避免促发因素、使用认知心理治疗、药物治疗，药物治疗无效或不能耐受者和有自杀企图者需采用电休克治疗。

四、孤独

孤独(loneliness)是一种被疏远、被抛弃和不被他人接纳的情绪体验。孤独感在老年人中常见,我国的 60～70 岁老年人中有孤独感的占 1/3 左右,80 岁以上者占 60% 左右,独居者死亡率和癌症发病率比非独居者高出 2 倍。因此,解除老年人孤独感是不容忽视的社会问题。

(一)原因

导致老年人孤独的可能原因为:离退休后远离社会生活;无子女或因子女独立成家后成为空巢家庭;体弱多病,行动不便,降低了与亲朋来往的频率;性格孤僻的老年人;丧偶的老年人。

(二)表现

孤独寂寞会使老年人产生伤感、抑郁情绪,精神萎靡不振,常表现为偷偷哭泣,顾影自怜,如体弱多病,行动不便时,上述消极感会明显加重,久之,机体免疫功能降低,容易导致躯体疾病。孤独也会使老年人选择更多的不良生活方式,如吸烟、酗酒、不爱活动等,从而导致慢性病如心脑血管疾病、糖尿病等疾病的发生。有的老年人因孤独而转为抑郁症,且有自杀倾向。

(三)预防保健

社会应给予老年人足够的关注和支持,如为尚有工作能力和学习要求的老年人创造工作和学习的机会;社区经常组织适合于老年人的各种文体活动等。老年人也应参与社会,积极而适量地参加各种有益于社会和家人的活动,在活动中扩大社会交往,既可消除孤独与寂寞,更从心理上获得生活价值感的满足,增添生活乐趣。

五、自卑

自卑(inferiority)即自我评价偏低,就是自己瞧不起自己,它是一种消极的情感体验。当人的自尊需要得不到满足,又不能实事求是地分析自己时,就容易产生自卑心理。

(一)原因

老年人产生自卑的原因有:老化引起的生活能力下降;疾病引起的部分或全部生活自理能力和适应环境的能力丧失;离退休后角色转换障碍;家庭矛盾等。

(二)表现

自卑的老年人往往从怀疑自己的能力到不能表现自己的能力,从与人交往胆怯到孤独地自我封闭。本来经过努力可以达到的目标,也会认为"我不行"而放弃追求。他们看不到人生的光华和希望,领略不到生活的乐趣,也不敢去憧憬美好的明天。

(三)预防保健

为老年人创造良好、健康的社会心理环境,尊老敬老;鼓励老年人参与社会,做力所能及的事情,挖掘潜能,得到一些自我实现,增加生活的价值感和自尊,对生活完全不能自理的老人应注意保护,在不影响健康的前提下,尊重他们原来的生活习惯,使老年人尊重的需要得到满足。

六、丧偶与再婚

老年人的婚姻对其心理健康起到了重要的作用,老年夫妻间不仅互相提供日常照料,同

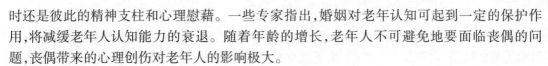

时还是彼此的精神支柱和心理慰藉。一些专家指出,婚姻对老年认知可起到一定的保护作用,将减缓老年人认知能力的衰退。随着年龄的增长,老年人不可避免地要面临丧偶的问题,丧偶带来的心理创伤对老年人的影响极大。

(一)表现

一般来说,丧偶老年人的心理变化常常要经历以下5个阶段:

1. 震惊阶段 老年人表现为痛不欲生,所有的注意力都指向死者,不能接受配偶的故去,拒绝死者火化或下葬。

2. 情绪波动阶段 老年人对死者或其他人发怒或表现出敌意,有时会对着照片中故去的配偶生气,有时会认为老伴的离世是儿女没有尽心尽力治疗照顾而造成的,因而迁怒于儿女,容易无故和别人吵架。

3. 孤独感阶段 老年人会要求其他人的支持和帮助,向他人发泄自己的悲伤情绪。他们常常会不顾别人是否愿意听,向周围的所有人诉说着自己的不幸,希望得到他人的同情和帮助。

4. 自我安慰阶段 老年人已经明确地意识到了配偶的离世,自己的原有生活已经彻底改变,绝望情绪达到顶峰,并逐渐排解,主动开始自我调适。

5. 重建新生活阶段 老年人开始从绝望中一步步走出来,调整悲伤的情绪,把注意力转移到其他事件或人上,主动适应新的生活。每位老人经历各阶段的时间长短不同。

(二)预防保健

老年人丧偶是一件巨大的生活压力性事件,护理人员应指导丧偶老年人积极采取措施,尽快摆脱悲伤压抑的情绪,适应新的生活。

1. 自我安慰 失去共同生活多年的老伴是令人悲伤的事,但是无论生者如何痛苦都不能挽回逝者的生命,对故去的亲人最好的怀念方式就是照顾好自己,让亡者安息。

2. 避免自责 老年人丧偶后,常常会自责,认为老伴的死和自己有关,是自己没有精心照顾才造成的,或者回想起以往曾经有过的争吵或没有满足的愿望时,常常觉得自己对不起老伴,因此,应当指导老年人多回忆一些美好的情景,讲述一些愉快的岁月,来调整情绪。

3. 转移注意力 老年人在一段时间内难以抚平悲伤的心情,尤其是看到一些老伴曾经使用过的物品,容易触景生情。要指导老年人不妨将老伴的物品暂时收藏起来,多参与一些集体活动,有条件的也可以暂时离开,换个环境居住一段时间,把注意力转移到新的生活中,待情绪平复后再整理老伴的遗物。

4. 寻求积极的生活方式 指导老年人积极寻求新的生活方式,参加社交活动,拓展生活圈子,培养爱好和兴趣,以增加生活乐趣,摆脱不良情绪。

5. 建立新的依恋关系 老年人应和子女、亲戚、朋友建立一种新的依恋关系,可以有效地减轻哀思,鼓励老年人再婚也是建立新的依恋关系的有效方法之一。

七、"空巢"综合征

"空巢家庭"是指无子女或子女成人后相继离开家庭,形成老年人独守家庭的情况,包括老年单身家庭,或老年夫妇二人家庭。生活在空巢家庭中的老人常由于人际疏远、缺乏精神慰藉而产生被疏离、被舍弃的感觉,出现孤独、空虚、寂寞、伤感、精神萎靡、情绪低落等一系列心理失调症状,称为空巢综合征(empty-nest syndrome)。

（一）原因

产生空巢综合征的原因有：对离退休后的生活变化不适应；对子女情感依赖性强；本身性格方面的缺陷，对生活兴趣索然，缺乏独立自主、振奋精神、重新设计晚年美好生活的信心和勇气。

（二）表现

子女离家之后，父母原来多年形成的紧张有规律的生活被打破，他们无法很快适应，进而出现孤独、空虚、寂寞、伤感，精神萎靡，常偷偷哭啼，顾影自怜，如体弱多病，行动不便时，上述消极感会更加严重。甚至会降低身体免疫功能，易患各类疾病。

（三）预防保健

1. 正视"空巢"现象　随着人们寿命的延长，人口的流动性和竞争压力的增加，年轻人自发地选择离开家庭来应对竞争。做父母的要做好充分的思想准备，计划好子女离家后的生活方式，有效防止"空巢"带来的家庭情感危机。

2. 增加老年夫妻感情　老年夫妻之间可给予更多的关心、体贴和安慰。感受、珍惜对方能与自己风雨同舟、一路相伴，促进夫妻恩爱，并培养一种以上共同的兴趣爱好，一同参与文娱活动或公益活动，建立新的生活规律。

3. 丰富老年生活　鼓励老年人走出家门，体味生活乐趣。许多老年人通过爬山、跳舞、下棋或其他文娱活动结识了朋友，体会到老年生活的乐趣。

4. 注重"精神赡养"　子女应从内心深处诚恳地关心父母，充分认识到空巢老年人在心理上可能遭遇的危机，和父母住同一城市的子女，与父母房子的距离最好不要太远；身在异地的子女，除了托人照顾父母外，更要注重对父母的精神赡养，尽量常回家看望老年人，或经常通过电话等与父母进行感情和思想的交流。丧偶的老年人独自生活，感到寂寞，如果有合适的对象，子女应该支持老年人的求偶需求。

5. 社会广泛重视　社会应加强尊老爱幼、维护老年人合法权益的道德教育及宣传，组织人员或义工定期电话联系或上门看望空巢老人，转移排遣空巢老年人的孤独寂寞情绪。并建立家庭扶助制度，制订针对空巢困难老年人的特殊救助制度，把帮扶救助重点放在空巢老年人中的独居、高龄、女性、农村老年人等弱势群体上。对生活自理不便的老年人可安排专门的服务人员上门服务。

八、离退休综合征

离退休综合征（retirement syndrome）是指老年人由于离退休后不能适应新的社会角色、生活环境以及生活方式的变化而出现的消极情绪，或因此而产生偏离常态行为的一种适应性心理障碍。主要发生于平时工作繁忙、事业心强、争强好胜而离退休后一时不能适应的老年人。

（一）原因

离退休前缺乏足够的心理准备，离退休前后生活境遇反差过大，适应能力差或个性缺陷，社会支持缺乏，失去价值感。

（二）表现

老年人离退休综合征主要表现为情绪不稳定、坐卧不安、行为重复、犹豫不决；或由于注意力不集中而容易做错事；由于情绪改变而易急躁易怒，对任何事情都不满，专一沉浸于回忆或叙述自己以往的经历；当听到别人议论工作时，常觉烦躁不安，怀疑是有意影射或批评自己。有的老年人因不能客观地评价事物甚至发生偏见;有的老年人情绪忧郁,以至引起失眠、多梦、心悸、阵发性全身燥热感等。统计结果表明,绝大多数离退休老年人在一年内能基本恢复,但对性情急躁而较固执的老年人则所需时间较长。应警惕转化为抑郁症而产生自杀倾向。

（三）预防保健

1. 心理准备　应帮助老年人充分认识与适应离退休后的社会角色转变,正确看待离退休。老年人到了一定的年龄由于职业功能的下降而从工作岗位上退下来,这是一个自然的、正常的、不可避免的过程。退休之前老年人应积极做好各种准备,如经济上的收支、生活上的安排,如退休后做一次探亲访友或旅游将有利于老年人的心理平衡,避免心理上的失落和孤独感。

2. 行动准备　老年人的生活习惯和个性比较稳固,且难以改变,退休后发生的一系列变化,不仅使老年人生理上不习惯,而且也破坏了他们的心理平衡。因此,在退休之前可建议老年人培养各种兴趣爱好,根据自己的体力、精力,安排好自己的活动时间,或预定一份轻松的工作,使自己退而不闲。

3. 家庭及社会支持　社会对离退休老年人应给予更多的关注,关心和尊重离退休老年人的生活权益。单位要经常联络、关心离退休的老年人。家属应在精神和物质两方面关怀老年人,使他们感到精神愉快、心情舒畅。当然,也应引导老年人做力所能及的事情,为家人分忧解愁,使家庭关系更加亲密、融洽,同时让老年人感到老有所用、老有所乐。

九、高楼住宅综合征

高楼住宅综合征(high-rise residential syndrome)是指因长期居住于城市的高层闭合式住宅里,很少与外界交往,也很少到户外活动,从而产生的一系列生理和心理上异常反应的一组综合征。临床上常发生于居住高楼而深居简出的高龄老年人。高楼综合征容易引起老年人肥胖、骨质疏松症、糖尿病、高血压及冠心病等疾病的发生。

（一）原因

高楼住宅综合征是指一种因长期居住于城市的高层闭合式住宅内,与外界很少接触,也很少到户外活动,从而引起一系列生理和心理上异常反应的一组症候群。

（二）表现

其主要表现为体质虚弱、四肢无力、不易适应气候变化,性情孤僻、急躁,不爱活动,难以与人相处等。

（三）预防保健

1. 加强体育锻炼和活动量　锻炼项目可以根据自己的爱好、条件和体力进行选择。如散步、拳术、跳绳、体操等。居住高楼的老年人,每天应下楼到户外活动一两次,并保持经常性。

2. 要增加人际交往　多参加社会活动,平时左邻右舍应经常走走,串串门,聊聊天,以增加相互了解,增进友谊,这样也有利于独居高楼居室的老年人调适心理,消除孤寂感。在天气晴朗的节假日里,老年人应尽可能与儿孙们一起到附近的公园去玩玩,呼吸户外的新鲜空气,增加一些活动量。

（董博）

护考模拟题

1. 老年人的各项心理特征中,衰退最早的是
   A. 感知觉　　　　　　　　B. 记忆力　　　　　　　　C. 思维
   D. 人格　　　　　　　　　E. 情绪

2. 老年人记忆力下降的表现需**除外**
   A. 记忆力的广度降低　　　B. 远期记忆力下降　　　　C. 再认能力减退
   D. 回忆能力减退　　　　　E. 机械记忆力下降

3. 引起老年人焦虑的因素中需**除外**
   A. 体力下降　　　　　　　B. 应激事件　　　　　　　C. 躯体疾病
   D. 药物　　　　　　　　　E. 认知功能障碍

4. 下列**不是**诱发老年人出现离退休综合征的因素的是
   A. 个性特点　　　　　　　B. 个人爱好　　　　　　　C. 人际关系
   D. 年龄因素　　　　　　　E. 性别因素

5. 下列表现说明老年人人格健全的是
   A. 感知觉正常　　　　　　B. 记忆清晰　　　　　　　C. 意志坚定
   D. 想象力丰富　　　　　　E. 思路清楚

6. 老年人性格的发展倾向**不妥**的是
   A. 对他人缺点错误能谅解、宽容　　　　B. 注重实际淡泊名利
   C. 关爱他人,易与他人友好相处　　　　D. 性格比较温和
   E. 心胸狭隘易愤怒

7. 老年抑郁的高发年龄是
   A. 40~50岁　　　　　　　B. 50~60岁　　　　　　　C. 60~70岁
   D. 70~80岁　　　　　　　E. 90岁以上

8. 下列**不属于**老年人正式的社会支持网络中的成员的是
   A. 志愿者组织　　　　　　B. 社区老年人互助组织　　C. 医护人员
   D. 附近邻居　　　　　　　E. 社会工作者

9. 指导丧偶老年人积极面对生活,下列**不正确**的是
   A. 自我安慰　　　　　　　B. 避免自责　　　　　　　C. 转移注意力
   D. 建立新的依恋关系　　　E. 以上都不是

10. 下列**不属于**影响老年人心理变化的因素的是
    A. 感官功能改变　　　　　B. 社会角色改变　　　　　C. 体力和疾病
    D. 生活环境改变　　　　　E. 经济收入减少

11. 老年人维持正常生活的最基本心理条件是
    A. 认知正常　　　　　　　B. 情绪健康　　　　　　　C. 关系融洽
    D. 环境适应　　　　　　　E. 人格健全

12. 指导老年人共同维护心理健康的措施中,**不正确**的是
    A. 指导家人与老人相互理解
    B. 促进家庭成员的相互沟通

    C. 认真对待老人的再婚问题

    D. 老人要善于倾听子女的意见和建议

    E. 子女与父辈发生矛盾后要尽量回避以减少争执

13. 下列能说明维护老年人心理健康适应原则的含义的是

    A. 将老人看成整体的人

    B. 帮助老人调整个人或改造环境

    C. 从自然、社会、文化等多个角度解决问题

    D. 动态关注老人的心理问题

    E. 关注老人的生理心理和社会适应问题

第六章　老年人的药物保健

学习目标

1. 具有良好的沟通技巧,培养尊重、爱护、关心、理解老年人的职业素养。
2. 掌握老年人的用药原则、用药的健康指导、用药依从性的健康指导。
3. 熟悉老年人用药常见不良反应、密切观察和预防药物不良反应。
4. 了解老年人的用药特点、全面评估老年人的用药情况、老年人用药依从性的影响因素。
5. 学会对老年人的日常用药实施安全正确的保健指导。

工作情景与任务

导入情景:

　　刘大妈,72岁,农民,10余年胃溃疡病史,平时喜食辣椒、咸菜、玉米等食物,多次因上腹规律性疼痛而就诊,今年年初刘大妈的胃痛加剧且频繁发作,于是女儿陪同其到医院就诊,建议其遵医嘱按时按量服药并定期复查,指导其少食多餐,避免生冷、油腻、辛辣等刺激性食物。

工作任务:

1. 确定刘大妈存在的护理问题。
2. 对刘大妈进行安全用药指导。

　　随着年龄的不断增长,老年人各脏器的组织结构和生理功能会出现退行性改变,影响机体对药物的吸收、分布、代谢和排泄。药物代谢动力学的改变又直接影响组织,特别是靶器官中有效药物浓度维持的时间,进而影响了药物的疗效。此外老年人常同时患有多种疾病,治疗中应用药物品种较多,发生药物不良反应的概率也相应增加。因此,老年人的安全用药与保健指导就显得尤为重要。

第一节　老年人用药特点与原则

一、老年人的用药特点

　　老年人的用药特点是指药物代谢特点及药效学特点,机体的老化既会影响机体对药物

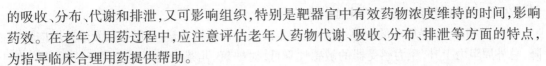

的吸收、分布、代谢和排泄，又可影响组织，特别是靶器官中有效药物浓度维持的时间，影响药效。在老年人用药过程中，应注意评估老年人药物代谢、吸收、分布、排泄等方面的特点，为指导临床合理用药提供帮助。

(一)老年人药物代谢特点

药物代谢动力学(pharmacokinetics)是研究机体对药物处置的科学，即研究药物在体内的吸收、分布、代谢和排泄过程及药物浓度随时间变化规律的科学。

1. 药物的吸收 药物的吸收是指药物由给药部位进入血液循环的过程。老年人最常用的给药途径是口服，即经胃肠道吸收后进入血液循环，到达靶器官而发挥作用。因此，胃肠道功能或环境发生改变可能对药物的吸收产生影响，其影响因素主要有以下几点：

(1)胃酸分泌减少：老年人胃黏膜逐渐萎缩，胃酸分泌减少，胃液 pH 升高，可影响药物离子化程度。如弱酸性药物阿司匹林在正常胃酸情况下不易解离，吸收好，但当胃酸减少时，离子化程度加大，吸收减少，药效降低。

(2)胃排空速度减慢：老年人胃部肌肉萎缩，胃蠕动减慢，影响胃排空速度，延迟了药物到达小肠的时间，影响药效，特别是对在小肠远端吸收的药物或肠溶片有较大影响。

(3)肠蠕动减慢：老年人肠蠕动减慢，药物在肠道内停留时间延长，药物与肠道表面接触时间延长，吸收增加，特别是在使用吗啡及抗胆碱能药物时可使肠蠕动减少而增加此类药物的吸收。

(4)胃肠道和肝血流量减少：随着年龄的增长，老年人心排血量减少，导致胃肠道和肝血流量减少，胃肠道血流量减少可影响药物的吸收速率。

2. 药物的分布 药物的分布是指药物吸收进入人体循环后向各组织器官及体液转运的过程。影响药物在体内分布的因素主要有：机体的组成成分的改变；药物与血浆蛋白的结合能力。

3. 药物的代谢 肝脏是药物代谢的主要器官，老年人的肝脏重量较年轻时减轻约15%，老年人肝血流量和细胞量比成年人降低 40%～65%，代谢与分解能力明显降低，容易受到损害，因而影响药物的代谢。因此，老年人在应用主要经肝脏代谢的药物，如洋地黄、氨茶碱等时应减少剂量，用药时间间隔也应延长。

4. 药物的排泄 肾脏是大多数药物排泄的主要器官，老年人肾功能减退，包括肾小球滤过率降低、肾血流量减少、肾小管的主动分泌功能和重吸收功能降低，这些因素均可使主要由肾以原形排出体外的药物蓄积，表现为药物排泄时间延长，消除率降低。总之，老年人肾功能减退，血浆半衰期延长，故应注意适当减少用药剂量，延长给药间隔，特别是以原形排泄、治疗指数窄的药物，如地高辛、氨基糖苷类抗生素尤其须引起注意。

(二)老年人药效学特点

药物效应动力学(pharmacodynamics)简称药效学，是研究药物对机体的作用及作用机制的科学。老年药效学改变是指机体效应器官对药物的反应随老化而发生的改变。

1. 对大多数药物的敏感性增高、作用增强。

(1)对中枢神经系统药物的敏感性增高：老年人脑萎缩，脑神经细胞数目减少，脑血流量减少，导致中枢神经系统功能减退。中枢抑制药的作用增强，如服用巴比妥类药物后，常见兴奋躁狂或次晨的宿醉现象；中枢抑制性降压药利舍平或氯丙嗪、抗组胺药及皮质激素等引起明显的精神抑郁和自杀倾向；氨基糖苷类抗生素、依他尼酸易致听力损害等，老年人有缺氧、发热等情况时更为明显，故老年人出现精神紊乱时，首先应排除中枢神经系统药物所致。

(2)对抗凝血药物的敏感性增高：老年人肝合成凝血因子的能力减退，血管发生退行性病变，止血反应减弱，故对肝素和口服抗凝血药物非常敏感，一般治疗剂量的抗凝血药可引

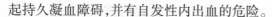

起持久凝血障碍,并有自发性内出血的危险。

(3)对利尿药、降压药的敏感性增高:老年人心脏每搏排血量、心脏指数及动脉顺应性下降,总外周阻力上升,压力感受器的敏感性降低,对缺氧、儿茶酚胺等刺激的反应明显下降,对β受体激动药和阻断药的反应性降低,应用降压药、肾上腺素能神经拮抗剂、血管扩张药、左旋多巴、三环类抗抑郁药时易引起直立性低血压,其发生率与严重程度均较青壮年高。

2. 对少数药物的敏感性降低,药物耐受性下降。

(1)多药合用耐受性明显下降:老年人单一用药或少数药物合用的耐受性较多药合用为好,如利尿药、镇静药、催眠药各一种并分别服用,耐受性较好,能各自发挥预期疗效,但若同时合用,病人则不能耐受,易出现直立性低血压。

(2)对易引起缺氧的药物耐受性差:因为老年人呼吸系统、循环系统功能降低,应尽量避免使用这类药物,如哌替啶对呼吸有抑制作用,禁用于患有慢性阻塞性肺疾病、支气管哮喘、肺源性心脏病等的病人。

(3)对排泄慢或易引起电解质失调的药物耐受性下降:由于老年人肾调节功能和酸碱代偿能力较差,导致机体对排泄慢或易引起电解质失调药物的耐受性下降,故使用剂量宜小,间隔时间宜长,还应注意检查药物的肌酐清除率。

(4)对肝脏有损害的药物耐受性下降:老年人肝功能下降,对损害肝脏的药物,如利血平、异烟肼等耐受力下降应慎用。

(5)对胰岛素和葡萄糖耐受力降低:由于老年人大脑耐受低血糖的能力较差,易发生低血糖昏迷。在使用胰岛素过程中,应注意识别低血糖的症状。

二、老年人的用药原则

由于老年人各器官贮备功能及身体内环境稳定性减退,对药物的耐受程度及用药安全性均明显下降。据有关资料统计,在41~50岁的病人中,药物不良反应(adverse drug reaction,ADR)的发生率是12%,80岁以上的病人上升到25%。目前,临床多参照塞在金教授推荐的老年人用药的五大原则。

(一)受益原则

受益原则是要求老年人用药要有明确的适应证。其次要保证用药的受益与风险比大于1,即便有适应证但用药的受益与风险比小于1,也不应给药,同时要注意选择疗效确切而毒副作用小的药物。对于一些用非药物疗法可能改善的症状要首先选择非药物治疗,如必须用药,用药前必须结合老年人的病史和用药史,明确用药的适应证,正确选择药物。

(二)5种药物原则

5种药物原则是指老年人同时用药不能超过5种,这一原则是根据用药数目与ADR发生率的关系提出的。有资料表明,同时使用药物5种以下ADR发生率为4%,6~10种为10%,11~15种为25%,16~20种为54%,用药种类越多,ADR的发生率越高,病人的依从性越差。因此,对患有多种疾病的老年人,不宜盲目应用多种药物,用药种类尽量少,最好5种以下,分轻重缓急给药,注意药物间的相互作用。

在执行5种药物原则时要注意:①了解药物的局限性,有些老年疾病如钙化性心脏瓣膜病无相应有效药物治疗;若用药过多,ADR的危害反而大于疾病本身。②根据病情需要,选择主要药物治疗。③选用兼顾治疗作用的药物,如高血压合并心绞痛者,可选用β受体拮抗剂及钙通道阻滞剂;高血压合并前列腺增生者,可用α受体拮抗剂。④重视非药物治疗,如

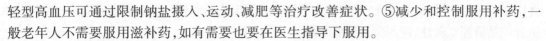

轻型高血压可通过限制钠盐摄入、运动、减肥等治疗改善症状。⑤减少和控制服用补药,一般老年人不需要服用滋补药,如有需要也要在医生指导下服用。

(三)小剂量原则

小剂量原则是指将老年人用药剂量控制在最低有效剂量,以保证用药的有效性和安全性。《中国药典》规定老年人的用药剂量为成年人的 3/4,一般开始用成人量的 1/4 ~ 1/3,然后根据临床反应调整剂量,直至出现满意疗效而无 ADR 为止。剂量要准确适宜,老年人用药要遵循从小剂量开始逐渐达到适宜于个体的最佳剂量。老年人用药剂量的确定,要遵守剂量个体化原则,主要根据老年人的年龄、健康状况、肝肾功能和治疗反应等进行综合考虑。

(四)择时原则

择时原则是指根据时间生物学和时间药理学的原理,选择最合适的用药时间进行治疗,最大限度发挥药物作用,尽可能降低毒副作用。许多疾病的发作、加重与缓解具有昼夜节律的变化,如变异型心绞痛、脑血栓、哮喘常在夜间发病,急性心肌梗死和脑出血的发病高峰在上午;药代动力学有昼夜节律的变化,如白天肠道功能相对亢进,因此,白天用药比夜间吸收快、血液浓度高;药效学也有昼夜节律变化,如胰岛素的降糖作用上午大于下午。因此,应根据疾病的发作、药代动力学、药效学的昼夜节律变化来确定最佳用药时间。老年人的常用药物最佳用药时间见表6-1。

表6-1 老年人的常用药物最佳用药时间

药物名称	用药时间
抗心绞痛药	治疗变异型心绞痛主张睡前用长效钙通道阻滞剂 治疗劳力型心绞痛应早晨用长效硝酸盐、β 受体拮抗剂及钙通道阻滞剂
降糖药	格列本脲、格列喹酮在饭前半小时用药 二甲双胍应在饭后用药 阿卡波糖与食物同服

(五)暂停用药原则

在老年人用药期间应密切观察,一旦发生新的症状,应考虑 ADR 或病情进展。当怀疑老年人出现 ADR 时,要停药一段时间,停药受益明显多于加药受益。因此及时停药或减少用药剂量作为现代老年病学中最简单、最有效的干预措施之一,值得高度重视。

第二节 老年人常见药物不良反应和原因

药物不良反应是指在常规剂量情况下,由于药物或药物相互作用而发生与防治目的无关的、不利或有害的反应,包括药物毒性作用、变态反应、继发反应等。老年人由于药动力学的改变,各系统、器官功能及代偿能力逐渐衰退,机体耐受性降低,患病率上升,对药物的敏感性发生变化,药物不良反应发生率增高。

一、老年人常见药物不良反应

1. 精神症状 老年人中枢神经系统对某些药物的敏感性增高,可引起精神错乱、智能降低和抑郁等。如长期应用降压类、洋地黄类等药物可引起老年抑郁症;阿尔茨海默病病人食用左旋多巴、中枢抗胆碱药,可加重痴呆症状;长期服用巴比妥类镇静催眠药可致惊厥,产生身体及精神依赖性,停药会出现戒断症状。

2. 体位性低血压　老年人血管运动中枢的调节功能没有年轻人灵敏,压力感受器发生功能障碍,即使没有药物的影响,也会因为体位的突然改变而出现头晕。使用降压药、三环类抗抑郁药、利尿剂、血管扩张药时,尤其易发生体位性低血压。

3. 耳毒性　由于老年人内耳毛细胞数目减少,易受药物的影响产生前庭症状和听力下降。年老体弱者应用氨基糖苷类抗生素时应减量,最好避免使用此类抗生素和其他影响内耳功能的药物,如庆大霉素、链霉素、卡那霉素等。

4. 药物性尿潴留　老年人在使用抗帕金森病药、抗胆碱药物、三环类抗抑郁药等容易导致尿潴留,特别是伴有前列腺增生及膀胱颈纤维病变的老人。所以在使用这一类药物时,开始应以小剂量分次服用,然后逐渐加量。

5. 药物中毒　老年人各个重要器官的生理功能减退,如肾脏的排毒功能在70～80岁时下降40%～50%,60岁以上老年人肝脏血流量比年轻时下降40%,解毒功能也相应下降。因此,老年人用药后容易产生肝毒性、肾毒性及心脏毒性反应。

二、老年人药物不良反应发生率高的原因

据统计,50～60岁病人的药物不良反应发生率为14.14%,61～70岁为15.17%,71～80岁为18.13%,80岁以上为24.10%。老年人药物不良反应发生率高的原因如下:

1. 药代动力学和药效学改变　由于药代动力学改变,药物在老年人血液和组织内浓度发生改变,导致药物作用增强或减弱。临床医生有时会通过加大剂量达到药效,而老年人耐受能力较差,因此,造成药物不良反应发生率增高。此外,老年人机体内环境稳定性减退,镇静药可引起中枢神经系统抑制;老年人免疫功能下降,使药物变态反应发生率增加。

2. 多种药物同时使用　由于药品种类多,病情复杂,多数老年人接受多种药物同时治疗,因此,易发生药物相互作用。用药种类越多发生 ADR 的概率就越高。

3. 滥用非处方药　有些老年人擅自使用滋补药、保健药等,缺乏用药常识,使用方法和剂量不当,均可导致药物不良反应的发生。另外有些老年人还会自行使用高危险性药物,如镇静催眠药、降糖药以及治疗心血管疾病的药物等,都会造成药物不良反应的发生。

 知识拓展

药源性疾病

药源性疾病是由药物作为致病因子引起机体功能或组织结构的损坏而出现的一系列临床症状,所以又称药物诱发性疾病。它是药品不良反应在一定条件下产生的后果。

引发药源性疾病的原因很多,既有病人本身的特异体质、年龄、性别、饮食习惯等,也有药物方面的原因。但从许多统计资料看,不合理用药、滥用错用药物或不按医嘱自服乱用药物是引起药源性疾病的主要原因。

应该指出的是,由于老年人体内各种生理功能减退,慢性疾病增多,用药频繁,品种多、数量大,同时合用多种药物的现象极为普遍,因此药源性疾病的发生率高。一般而言,药源性疾病的临床表现比药品不良反应要严重,如果发现得早,治疗及时,绝大多数药源性疾病可以减轻症状或者痊愈;但若不能及早发现,耽误了治疗和抢救,则可能引起不可逆性损害,甚至终身致残及死亡等。因此老年人尤其要注意合理用药,以减少药源性疾病的发生。

第三节 老年人安全用药的保健指导

随着年龄的增长,老年人记忆力减退,学习新事物的能力下降,对药物的治疗目的、用药时间、用药方法常不能正确理解,影响用药安全和药物治疗的效果。因此,指导老年人正确用药是护理人员的一项重要任务。

一、全面评估老年人的用药情况

1. 用药史 详细评估老年人的用药史,建立完整的用药记录,包括既往和现在的用药记录、药物过敏史、曾引起不良反应的药物及老年人对自身用药情况的了解程度。

2. 各系统老化程度 详细评估老年人各脏器的功能情况,如肝、肾功能的生化指标等。

3. 用药能力和作息时间 包括视力、听力、阅读能力、理解能力、记忆力、吞咽能力、获取药物的能力、发现不良反应的能力和作息时间。

4. 心理-社会状况 了解老年人的文化程度、饮食习惯、家庭经济状况、医疗费用支付方式、对当前治疗方案和护理计划的认知程度和满意度、家庭的支持系统状况、对药物有无依赖、期望及恐惧等心理。

二、密切观察和预防药物不良反应

老年人药物不良反应发生率高,护士要密切观察和预防药物的不良反应,提高老年人的用药安全。

1. 密切观察药物不良反应 要注意观察老年人用药后可能出现的不良反应,及时处理。如对使用降压药的老年人,要注意提醒其站立、起床时动作要缓慢,避免发生直立性低血压。

2. 注意观察药物的矛盾反应 老年人在用药后容易出现药物矛盾反应,即用药后出现与用药治疗效果相反的特殊不良反应。如用硝苯地平治疗心绞痛有可能会加重心绞痛,甚至诱发心律失常。因此,用药后要细心观察,一旦出现不良反应要及时停药、就诊、保留剩余药物,根据医嘱改服其他药物。

3. 用药从小剂量开始 老年人用药一般从成年人剂量的 1/4 开始,逐渐增大至 1/3→1/2→2/3→3/4,同时注意个体差异,治疗过程中要求连续性观察,一旦发现不良反应,及时协助医生进行处理。

4. 选用便于老年人服用的药物剂型 对吞咽困难的老年人不宜选用片剂、胶囊,宜选用溶液类,如冲剂、口服液等,必要时也可选用注射给药。胃肠功能不稳定的老年人不宜服用缓释剂,因为胃肠功能的改变易影响缓释药物的吸收。

5. 规定适当的用药时间和用药间隔 根据老年人的用药能力、生活习惯,给药方式尽可能简单,当口服药物与注射药物疗效相似时,宜选用口服给药。如果给药间隔时间过长可影响治疗效果,而频繁地给药又会引起药物蓄积性中毒,因此,在安排用药时间和用药间隔时,既要考虑老年人的作息时间,又应保证在体内维持有效的血药浓度。

6. 注意药物的相互作用 有些老年人患有多种慢性疾病,常需多种药物联合应用,此时应注意其是否存在配伍禁忌、药物毒性有无相加,尽可能避免药物不良反应的发生,如地高辛与利血平合用可导致严重心动过缓易诱发异位节律。因此,老年人用药宜视病情轻重缓急先后论治,用药种类尽量简单,这样有利于增加老年人用药的依从性,减少潜在的药物不良反应。

7. 定期监测血药浓度 许多药物的疗效和不良反应与血药浓度相关的程度明显大于与药物剂量相关的程度。因此在制订老年人的用药方案时,可以利用治疗药物监测获得血药浓度,同时考虑老年人药代动力学的特点,因人施药,减少用药的盲目性,以期达到最佳的治疗效果和最小的不良反应。

三、提高老年人用药依从性

由于老年人自身、疾病及家庭等因素会导致用药依从性改变,不仅造成药物不良反应增加,疗效降低,甚至造成病情加重,导致医疗资源的浪费及医疗支出的增加。因此,有效的保健指导及护理干预,可提高老年人用药的依从性,从而保证药物治疗效果,减少不良反应的发生。

(一)老年人用药依从性的影响因素

1. 个体因素 包括个体的身体状况、疾病特点及认知程度。

(1)身体状况:随着年龄增长,老年人的记忆力、听力、视力明显衰退,日常生活自理能力下降,容易在用药期间出现少服、漏服、误服药物的情况。

(2)疾病特点:当老年人所患疾病的病程较短或过长时也会影响其用药依从性,有研究表明,疾病疗程短于1年或疗程长于10年的均会使依从性下降。疗程短的老年人对疾病的危害性缺少深刻的认识,在思想上不够重视;而疗程过长的老年人又难以长期坚持,从而导致了用药依从性下降。

(3)认知程度:有些老年人的主观意识加强,对药物缺乏全面了解时,会习惯凭经验、直觉判断事物,影响了用药依从性。

2. 药物因素 包括治疗方案和药物影响。

(1)治疗方案:给药途径、给药时间、药物种类及注意事项过于复杂均容易导致老年人用药依从性下降,在所有不依从的行为鉴定中最普遍的就是使用多种药物和给药复杂。

(2)药物影响:大多数药物伴有不同程度的不良反应,当药物的不良反应明显,且给老年人造成严重不适时,用药依从性就会有所下降。此外药片大小、包装是否简洁均会影响依从性。如药片太小,不利于伴有视力和手指灵活减退的老年人服用;药片太大难以吞咽;包装过于复杂,影响老年人自主用药的能力。

3. 家庭-社会因素 包括就医方式、经济条件和家庭支持系统。

(1)就医方式:城镇老年病人较之农村的老年病人用药依从性较好,这与城镇就医便捷、医疗服务保障体系相对健全有关。

(2)经济条件:大多数老年人经济收入较低,在需长期使用价格相对昂贵的药品时,老年人是不能承受的,从而无法遵医嘱用药。

(3)家庭支持系统:和睦的家庭环境以及亲人在日常生活中对老年人服用药物情况的监督可有效提高用药依从性。

4. 医务人员因素 医务人员的业务水平和服务态度直接决定了老年人的用药依从性。若老年人认为医生的专业水平不高或资历尚浅,易使其对医生制订的治疗方案缺乏信任,影响用药依从性。另外护理人员在发放药物时,未对老年人进行有效的用药指导,也容易导致老年人不能正确用药。

（二）老年人用药依从性的保健指导

1. 加强药物管理

（1）住院的老年人：护士应严格执行给药操作规程，按时将早晨空腹服用、餐前服用、进餐时服用、餐后服用、睡前服用的药物分别发放给病人，并协助其服药。

（2）出院后继续服药的老年人：护士要通过口头和书面的形式，向老年人解释药物名称、剂量、用药时间、作用和不良反应，并让老年人对服药的要点进行复述、核对。在标签上用较大的字体注明用药剂量和服药时间，以便老年人识别。

（3）空巢、独居的老年人：护士可将老年人每天需要服用的药物放置在专用的塑料盒内，盒子有4个格子，每个格子标明用药的时间，并将药品放置在醒目的位置，促使老年人养成按时用药的习惯。此外，社区护士应定期到老年人家中清点药物数量，以便于监测其用药情况，也有助于提高老年人的用药依从性。

（4）精神异常或不配合治疗的老年人：护士需协助和督促病人用药，每次服药时，均需确定其将药物服下后方可离开。

（5）吞咽障碍与神志不清的老年人：一般可将药物研碎后，用水溶解，通过鼻饲管给药。对神志清楚但有吞咽障碍的老年人，可将药物加工成糊状物后再给予服用。

2. 开展健康教育　护士可借助宣传媒介，采取专题讲座、小组讨论、发放宣传资料、个案指导等综合性教育方法，通过门诊教育、住院教育和社区教育3个环节紧密相连的全程健康教育计划的实施，反复强化老年人循序渐进学习疾病相关知识、药物的作用及自我护理技能，提高老年人的自我管理能力，促进其用药依从性的提高。

3. 建立良好人际关系　护士要鼓励老年人参与治疗方案与护理计划的制订，邀请老年人谈论对疾病的看法和感受，倾听老年人的治疗意愿，注意老年人对治疗费用的关注。与老年人建立合作性护患关系，使老年人对治疗充满信心，形成良好的治疗意向，有助于提高老年人用药依从性。

4. 用药行为指导

（1）行为监测：建议老年人做好用药记录以及病情自我观察记录等。

（2）刺激与控制：将老年人的用药行为与日常生活习惯联系起来，如设置闹钟提醒等。

（3）强化行为：当老年人用药依从性较好时，要及时给予肯定，依从性有所下降时要及时给予指正。

5. 正确保管药物　老年人家中都会存放一些治疗药物和备用药物，为了保证用药的安全性和依从性，应定期检查药物，合理保存，经常清理和更换。

（1）检查药物的有效期：药品的有效期一般会在包装上明确标明，要注意识别，对于已经过期的药物，要马上丢弃，以免误服。此外，有些药物即使在有效期内，但放置时间过长，会使药效降低而影响治疗，如硝酸甘油极不稳定，保存时间过长会使药效降低，因此建议一般至少3个月更换一次。

（2）检查药物标签：检查标签上注明的内容是否与所装药物一致，以免错服。此外，如果标签模糊，无法识别药物，应禁忌使用，以免由于服错药物而导致不良后果。

（3）检查药物质量：药物需放置在干燥、通风、避免阳光直射处。若保存方法不当，会导致药物变质，如维生素C应该是白色药片，但如果未进行避光保存，就会呈深黄色，视为变质，不能服用。

（4）检查药物包装：检查包装有无破损，瓶盖是否旋紧。尤其是片剂药物，若包装破损，长时间与空气接触,会导致药物潮解、风化而变性。

 知识链接

病人依从性的定义

　　病人依从性(patient compliance)为病人对用药指示或处方的自愿合作程度。而常表示的不依从(noncompliance)主题词则为拒绝治疗(treatment refusal),定义为病人拒绝或抵制医学、心理学或精神病学治疗。针对用药的依从性又分为完全依从、部分依从(超过或不足剂量用药、增加或减少用药次数等)和完全不依从。近年来,还有学者提出以遵医性(adherence)、一致性(concordance)等词代替依从性,因为他们认为依从性过分强调了病人只是被动地按照医生的要求去做,并不能体现出医患互动关系中病人所具有的主动性。也就是说,依从性的问题不仅仅是病人的问题,医务人员也应考虑到自身的态度、言行在病人的遵医行为中的作用,重视对病人主动性的调动。目前,在大多数情况下,依从性及遵医性等被视作同义词,二者可互换使用。但concordance一词在MeSH主题词表中仍需转换为patient compliance一词进行查找。

(全丹花)

 护考模拟题

1. 老年人合理用药的前提是

　　A. 适应性　　　　　　　　B. 依从性　　　　　　　　C. 安全性

　　D. 及时性　　　　　　　　E. 个体性

2. 下列对于老年人的用药原则叙述**不妥**的是

　　A. 有针对性的用药是获得良好疗效的前提条件

　　B. 老年人常规剂量一般为成年人的1/2～2/3

　　C. 尽可能减少药物种类,切忌随意添加药物

　　D. 尽可能将所有药物的服药时间调整一致

　　E. 对于吞咽困难者不宜选用胶囊、片剂类剂型

3. 下列对于老年人常见药物不良反应的叙述正确的是

　　A. 老年人用药后容易产生肝毒性、肾毒性及心脏毒性反应

　　B. 老年人可首选庆大霉素、链霉素、卡那霉素等抗生素

　　C. 老年人在使用抗帕金森药时剂量可由大到小

　　D. 长期服用巴比妥类药物停药后不易出现戒断症状

　　E. 药物不良反应常发生在单独用药治疗疾病时

4. 对于提高老年人用药依从性说法,下列叙述**不正确**的是

　　A. 可通过发放宣传手册、团体指导等方式,加强老年人用药的健康宣教

　　B. 要求病人做好服药记录,自我病情记录,应使用提醒装置

　　C. 定期的电话随访可对老年人用药依从性进行持续不间断的强化

　　D. 提倡使用价廉、长效的药物,应增加服药次数,以保证药物疗效

　　E. 通过家庭和社会相关成员的沟通和督促来提高老年人用药的依从性

5. 下列对于加强老年人用药的健康指导说法**不正确**的是
   A. 以书面记录的方式醒目标明用药的注意事项
   B. 老年人服用任何药物均需在医生指导下完成
   C. 加强对于老年人家属的安全用药教育
   D. 一般健康的老年人不需服用滋补、保健品等药物
   E. 老年人出现健康问题时应首选药物治疗

6. 老年人药效学特点描述**错误**的是
   A. 对大多数药物的敏感性增高、作用增强
   B. 对少数药物的敏感性降低
   C. 药物耐受性下降
   D. 药物不良反应发生率增加
   E. 老年人多药合用时耐受性好

7. 关于老年人选药原则、用药剂量及剂型以下**不正确**的是
   A. 相同作用或不良反应的药物应避免合用
   B. 根据个体情况选用片剂、胶囊或液态剂型
   C. 选用药物种类要少,最好不超过3～4种
   D. 由于老年人胃肠黏膜萎缩,故对老年人一律使用液体剂型,以便吸收
   E. 我国药典规定60岁以上老年人只用成人量的3/4或1/2

8. 下列关于提高老年人服药依从性的护理措施**不恰当**的是
   A. 帮助老年人树立正确的健康观
   B. 为减少老年人服药次数而加大用药剂量
   C. 尽量减少老年人用药的次数和种类
   D. 向老年人宣讲疾病相关知识
   E. 药物名称、用法和用量要醒目

9. 指导老年人保管药物方法**不正确**的是
   A. 定期整理药柜
   B. 遇热易变质的药品不必保存原始外包装
   C. 内服药物与外用药物分开放置
   D. 易被热破坏的药物应置于冰箱冷藏
   E. 所有药物的标签、使用说明书要随药保管好

10. 对老年人药疗的健康指导时,首先应做的是
    A. 加强用药前的解释
    B. 鼓励老年人首选非药物治疗
    C. 适当服用滋补药
    D. 对家属进行安全用药的教育
    E. 对社区护理人员进行老年人安全用药的教育

11. 老年人在用药期间,一旦出现新的症状,最简单、有效的干预措施是
    A. 增加药物剂量　　　　　　　　B. 减少药物剂量
    C. 暂停用药　　　　　　　　　　D. 密切观察新症状
    E. 调整用药时间

12. 当老年人用药出现不良反应时应
    A. 继续遵医嘱用药　　　　　　　　B. 自行减少药量
    C. 自行加大药量　　　　　　　　　D. 暂停用药
    E. 换另一种药物

13. 中国药典规定老年人用药量为成人用量的
    A. 3/4　　　　　　　B. 1/2　　　　　　　　　　　C. 1/3
    D. 2/3　　　　　　　E. 1/5

14. 下列**不属于**老年人药物不良反应发生率高的原因的是
    A. 健康观问题,故意不服药　　　　B. 多药连用
    C. 年老,对疾病和不适的感受性差　　D. 肝肾功能衰退
    E. 遵守医嘱程度不高

15. 老年人的用药原则**不包括**
    A. 择时原则　　　　　　　　　　　B. 5 种药物原则
    C. 暂停用药原则　　　　　　　　　D. 多服补药原则
    E. 受益原则和小剂量原则

第七章　老年人的四季养生

学习目标:

1. 具有良好的人文素养,尊重、关爱老年人;具有较好的护患交流能力。
2. 掌握老年人四季的起居养生、运动养生、饮食养生的方法;春夏季疾病预防及"秋冻"的方法;冬季洗澡的原则。
3. 熟悉四季精神养生的内容。
4. 学会对老年人开展四季保健的指导。

情景导入与任务

情景导入:

　　高大爷,70岁,因慢性支气管炎、肺气肿住院14天后,于1月20日出院,儿子接父亲回家,呼吸科护士小李对其进行养生保健指导。

工作任务:

1. 指导高大爷进行冬季体育锻炼。
2. 指导高大爷选择冬季合理饮食。
3. 指导高大爷掌握冬季洗澡原则。

　　养生一词,最早见于《庄子》内篇。所谓生,就是生命、生存、生长之意;所谓养,即保养、调养、补养之意。养生就是根据生命的发展规律,达到保养生命、健康精神、增进智慧、延长寿命的方法。四季养生就是顺应自然界一年中春、夏、秋、冬四季气候阴阳变化的规律和特点,通过相应的调养护理方法,达到健康长寿的目的。

第一节　老年人春季养生

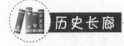

春季养生之道

　　春三月,此谓发陈,天地俱生,万物以荣,夜卧早起,广步于庭,披发缓形,以使志生,生而勿杀,予而勿夺,赏而勿罚,此春气之应,养生之道也。

　　　　　　　　　　　　　　　　　　　　　　　《素问·四气调神大论》

春季昼长夜短,是阳长阴消,天地俱生,万物欣欣向荣,万象更新的季节,气候变化以风为特点,风善行数变,乍暖还寒,因此,春季冷暖突变的天气变化最为反复无常,往往最易使老年人患感冒、支气管炎、肺炎、咽喉炎及风湿性关节炎。

一、起居养生

春季阳气萌动,万物复苏,气象更新。随着气温上升,人体的血管较冬季处于舒张状态,导致血液循环速度相对较缓,循环至大脑的血液相对减少,最终使中枢神经系统兴奋性降低,大脑出现抑制现象,这就是所谓"春困"。

老年人可以通过以下四个方面来预防和调节春困:

1. 保持室内空气清新,每天开窗通风 1 ~ 2 次,每次半小时以上。

2. 顺应昼长夜短特点,春季应坚持晚睡早起,晚 21:00 ~ 22:00 之间睡觉,早晨 5:00 ~ 7:00 之间起床为宜。

3. 春季冷暖交替,气候多变,着衣注意保暖防寒,宜适当"春捂"。

4. 宜多进行户外活动,放松身体,呼吸新鲜空气,做到"广步于庭,被发缓行"。

二、运动养生

万物复苏,春意盎然,老年人宜进行户外运动。户外运动有利于人体吐故纳新,振奋人体阳气,化生气血津液,充养脏腑筋骨。一般选择具有一定运动量、能舒展筋骨,畅达气血的运动项目,但要注意:①不宜进行高强度的剧烈运动;②不宜出汗太过;③运动结束后应及时擦干汗液,换上干爽衣物,以防着凉。

(一)春季适宜老年人的运动项目

1. 散步 散步时动作缓慢,运动量适中,不拘于时间、地点,适宜于老年人运动。不同体质的老年人散步的方式也不同。①体弱者:甩开胳膊大步跨。②肥胖者:长距离快速行走。③失眠者:睡前缓行半小时。④高血压者:脚掌着地挺胸走。⑤冠心病者:缓步慢行。⑥糖尿病者:大步伐的摆臂甩腿挺胸走。

2. 太极拳 太极拳动作形态如太极图形,线路多走弧线,舒缓柔和,刚柔相济,适宜于老年人春季运动。

3. 五禽戏 是模仿五种动物的动作及神态编创出来的一套仿生功法,动作仿虎的威武、鹿的安闲、熊的稳健、猿的机敏、鸟的轻捷,内蕴"五禽"神韵,动作刚柔相济、柔和连贯,舒展大方,速度均匀,适宜老年人春季运动。

4. 八段锦 是由八段连续动作组成的强身健体和养生延年的一种功法。通过肢体躯干合理的屈伸俯仰,使全身筋脉得以伸拉舒展,其动作柔和匀缓,圆活连贯,刚柔相济,松紧结合,适宜于老年人春季运动。

(二)老年人春季锻炼注意事项

1. 不宜过早 春天早晨气温较低,且雾气较大,室内外的温差较大,容易引起感冒或哮喘,使肺心病及慢性支气管炎等加重。老年人应在太阳升起后再外出锻炼。

2. 不宜空腹 由于老年人新陈代谢慢,在早晨的血压和体温均偏低,为了防止脑血管意外,应在晨练前喝些热饮,以增加热量。

3. 不宜过露 老年人应选择避风向阳、温暖安静且空气新鲜的场所进行晨练,如感到

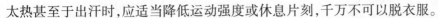

太热甚至于出汗时,应适当降低运动强度或休息片刻,千万不可以脱衣服。

4. 不宜过剧 老年人体力较弱且适应力差,在运动时不能过于剧烈,一定量力而行。

5. 不宜过急 老年人锻炼前应先通过放松运动,活动关节、肌肉,防止骤然运动而发生意外。

三、精神养生

精神养生是通过净化人的精神世界,消除各种不端欲念,改变不良性格,纠正错误认知,调节情绪,使之心态平和、乐观、开朗、豁达,以达到健康长寿的目的。中医认为,春天属木,肝属木,肝在生理上主调畅气机,春季老年人的情绪易随万物生发而波动,出现闷闷不乐、烦躁易怒、头昏目眩、胁肋胀痛等肝郁不舒及肝阳上亢等症状,罹患高血压和冠心病等疾病。春季老年人的精神养生既要力戒暴露,又勿要忧郁,应做到心胸豁达。心胸豁达是性格开朗,心胸坦荡,气量大,老年人保持心胸豁达方法之一就是走出小天地,融入大自然。

1. 户外活动 天气好时,多参加户外活动,如游园踏青、风筝娱乐、垂钓养神等,在活动中,顺应自然之性,效法春景、春情,使神志随着春天生发之气而舒畅活泼,达到心胸开阔,情绪乐观。

2. 倾诉 在郁闷、不开心时,多找亲朋聊天,将困惑的事情倾吐出来。

3. 注意休息 劳逸结合,保持良好精神状态,使事情处理起来更得心应手,增强满足感和成就感。

4. 保持良好心态 学会接受现实,以宽容、平静的心态对待每一天,积累每一天的快乐,促成天天快乐。

四、饮食养生

春天是新陈代谢最为活跃的时期,因此老年人应适当调节饮食,不仅能够使身体得到补益,同时还能为全年打下扎实的健康基础。春季的饮食应遵循以下几点:

1. 补充蛋白质 尤其是在早春,此时气温较低,人体需要消耗较多能量来维持自身热量,饮食应以高热量为主。此外,早春时期,寒冷刺激会使人体内的蛋白质加快分解速度,因此,应多食优质蛋白质。

2. 摄取足够的无机盐和维生素 春天是由寒转暖的季节,细菌和病毒等微生物的活力开始加强,且非常容易侵犯人体。对于体质较弱的老年人,每日应摄取一定量新鲜的、富含维生素 B、维生素 C 的蔬菜和水果以增强身体的抵抗力。

3. 饮食宜清淡、忌油腻生冷及刺激性食物 春季老年人应少吃肥肉等高脂肪含量的食物。同时饮食不宜过寒,对于胃寒的老年人可以适当吃点姜,以驱寒暖胃,但不宜过食大辛大热的食物。

4. 消脂排毒、强身健体 通过合理的饮食可进行消脂排毒,如苹果、樱桃、草莓等排毒作用强;海带、绿豆对排毒也有很大的促进作用。另外,老年人春季还应多饮水,可降低血液黏稠度。

5. 适时补钙 春季日照时间逐渐延长,紫外线可促使皮肤产生大量维生素 D,促进体内钙质吸收,故春季补钙尤为重要,尤其对于存在骨质疏松、骨质增生、骨关节炎的老年人,平时多吃含钙高或能促进钙吸收的食物,如奶类、虾皮、鱼及豆类等。

五、预防疾病

冬春交替时节,因气候多变,应积极预防慢性支气管炎、高血压、脑血栓、冠心病等的发病及复发率,尤其是曾有过心肌梗死、脑出血或脑卒中病史的老年人。

1. 冠心病　春季是心肌梗死的发病高峰期。春季气候变化无常,忽冷忽热,老年人应根据气候变化做好自身防护,积极锻炼身体,定期去医院检查。

2. 关节炎　患有关节炎的老年人对气候的变化是非常敏感的,气温忽高忽低,关节炎的症状会随着气温变化而加重。因此,老年人应该注意保暖,每天可用热水泡脚,以促进血液循环。

3. 慢性支气管炎　早春时节,早晚温差较大,而老年人都有早起晨练的习惯,常会诱发慢性支气管炎。此时,老年人应根据温度变化增减衣物,同时注意保持室内空气新鲜,每天早晚各通风一次。

4. 哮喘　哮喘的病人对温度变化较敏感,很容易被空气中存在的致敏原诱发。因此,有哮喘的老年人应尽量避免与致敏物质接触,贴身衣物或被褥应定期晾晒,以免尘螨等病菌诱发哮喘。

5. 高血压及脑血管意外　由于春季的气候变化大,气温忽高忽低,尤其是早春时节,早晚温差大,容易诱发老年人脑血管意外发生,尤其是高血压的老年人。因此,老年人应加强防护,有晨练习惯的老年人在早晨出门时最好戴帽子,避免冷风直接吹向头部,有高血压的老年人,最好每天测量血压,观察血压变化,如血压变化较大应及时就医,如果刮大风等气温陡然变化的情况建议老年人尽量减少出门,以免脑血管收缩引起头痛。

6. 慎防感冒　春天经常会有寒潮的侵袭,老年人容易感冒。受凉、疲劳、年老体弱或情绪不佳等都可成为感冒的诱因。老年人要注意增减衣物和被褥,不能过早脱去冬衣,但许多老年人不论气温高低,春天都穿着厚重的冬衣,也是不妥的,如气温升高,穿衣过多会出汗,若不及时更换衣物反而会引起感冒。

预防感冒需要做到以下几点:

(1)在平时多锻炼身体,可以增强自身抵抗力,体弱或易患感冒的老年人可以每年注射抗流感疫苗。

(2)饮食宜清淡,平时多饮热开水,少食生冷及寒凉性食物,多进食富含维生素的食物。

(3)室内经常通风,但应避免出现骤冷骤热的变化。

(4)一旦患了感冒应及时就医,以免病情加重,老年人一般用药越早效果越好。

(5)老年人患感冒后应尽可能留在家中休息,避免去人多的地方。

第二节　老年人夏季养生

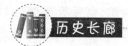 历史长廊

夏季养生之道

夏三月,此为蕃秀,天地气交,万物华实,夜卧早起,无厌于日,使志无怒,使华英成秀,使气得泄,若所爱在外,此夏气之应,养长之道也。

《素问·四气调神大论》

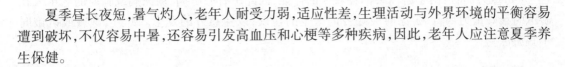

夏季昼长夜短,暑气灼人,老年人耐受力弱,适应性差,生理活动与外界环境的平衡容易遭到破坏,不仅容易中暑,还容易引发高血压和心梗等多种疾病,因此,老年人应注意夏季养生保健。

一、起居养生

生活宜有序,起居宜有常,即生活作息有规律,养成良好的生活习惯。夏季白天长、夜晚短,但老年人应保持有序生活,夜卧早起,参加晨练,不可贪凉。

睡眠宜充足、防风,夏季是人体心火旺、肺气衰的季节,起居方面要适当地晚些睡觉、早些起床。清晨空气新鲜,起床后可到户外参加一些适当的体育活动,对增强体质颇有益处。中午要适当睡眠,保持精力,但由于天热出汗毛孔扩张,机体易受风寒侵袭,所以不可露天或在树下睡眠。夏季昼长夜短,且因燥热,一般睡得晚,因而要用午睡来补充,但不可在凉风处和堂风口处及电风扇旁午睡。

着装宜宽松、舒爽,夏日服装为求简单、单薄,透气性好,款式上应宽松舒适,色彩要素雅大方,质地上能吸汗透气,内衣裤要一天一换。

牢记"3个半分钟",防止疾病突发。夜间醒来方便时,应先在床上躺半分钟,然后坐起半分钟,再双腿下垂半分钟。避免突然起床造成脑部血液供应不足。

二、运动养生

很多专家提倡的是"冬练三九,夏练三伏",运动可以使毛细血管扩张,使机体的散热能力提高,提高机体调节体温的能力。但是老年人由于身体体质较差,所以老年人不适合"夏练三伏"。老年人应该选择运动量低、时间短的运动,结合自身的实际情况选择适合自己的运动,避免剧烈运动和强度高的运动。

适合老年人在夏季进行的运动如下:

1. 打羽毛球 坚持羽毛球锻炼,可使肺活量增大,提高耐力,同时,可以提高老年人的灵敏度和协调性。打羽毛球时,最好选择室内的场所,尽量避免在 11:00~16:00 这段时间进行锻炼,随身携带淡盐水或清凉的饮料,不要喝冰水。

2. 健步走 是指速度介于跑步与散步之间的一种步行方式,比较适合老年人,它能增强腿部的肌力,提高心肺功能。

3. 游泳 游泳是夏季最常见的运动方式,也是现今老年人在夏季最喜爱做的一项运动,它不仅能增强机体对外界的反应能力,而且还能提高老年人的耐寒及抗病能力,同时又能增添生活情趣,但是要取得好的效果,还要注意以下几点:

(1)选择合适的游泳场所:最好挑选水质较好、卫生安全的游泳场所,不要在水流湍急或水上交通繁忙的地方游泳,容易发生事故。

(2)做好下水前的热身运动:一般下水前应该做一些伸臂、弯腰、压腿等简单的热身运动,这样可以使全身的关节、肌肉及神经系统进入活跃状态,可以避免下水后出现手足抽筋的现象;为了让身体早点适应水温,可以在下水前用水擦洗头面、胸腹部等部位。

(3)注意个人卫生:因为泳池内的水都是经过漂白粉消毒的,这样容易损伤皮肤和牙齿的釉质,所以,游泳过后一定要用温水洗澡,并用清水漱口。此外,游泳时眼睛和耳朵难免会碰到水,所以游泳过后应用氯霉素眼药水滴眼,用消毒棉签吸干耳朵内的水。

（4）量力而行：由于游泳会消耗较大的体能，因此患有心脏病、糖尿病或肺病的老年人在游泳时最好量力而行，游泳前最好咨询医生的建议，以免意外的发生。此外，饱餐或饥饿时不宜游泳。

三、精神养生

夏属火，心也属火，所以夏季与心相应。在炎热的夏季，老年人受到外界环境的影响，易出现情绪烦躁、易激动，心境低落，缺乏兴趣，行为古怪、固执等不良情绪。应注意心神的调养，戒烦、戒躁、戒怒。要神清气和，心情畅快，胸怀开阔，精神饱满，对外界事物要有极大的热情和兴趣，培养乐观外向的性格，这样才能有利于气机的畅通和发泄。所谓"心静自然凉"，夏季养生重要在养心。

1. 神志怡静法　老年人在夏日应调整心态，遇到不顺心时，尽量转移注意力，去户外活动，养花弄草，做到神清气和、心胸豁达、敦厚待事，用理智来驾驭心理，保持心态平和，达到机体宣畅，通泄自如，防止疾病的目的。

2. 悠闲消遣法　夏季老年人要学会休息与消遣。炎热的夏季，老人休息的最佳方式就是睡眠，为防止夜晚高温睡眠不足，每日早饭后可打个盹，或在竹床、安乐椅上闭目养神；中午也可安排 1 小时的午睡，既可缓解疲劳恢复体力，还可避开高温时刻，防止中暑，消遣是老年人抚慰心身的重要手段，能使人精神上享受与快乐，因此，夏季老年人可利用凉爽的天气消遣娱乐。如欣赏荷花，结伴到清风凉爽之处散步、打拳、垂钓、下棋等活动。

3. 居室凉爽法　对于老年人来讲，夏季拥有一个凉爽舒适的居室环境对身心健康十分有益。一是可将多余或不用的物品入橱入柜，以扩大居室空间，防止心理"拥挤"，给人以宽阔清心的感觉；二是可将沙发套、灯罩、窗帘换成淡绿、湖蓝或乳白色，以给心理上产生凉爽或冷意；三是可将临窗一侧悬吊一盆吊兰或红色花卉，令人赏心悦目。

四、饮食养生

夏季气温高，人体的胃肠功能由于受到暑热的刺激而导致食欲缺乏。特别是老年人的自身抵抗力弱，因此在饮食方面就更应该注意了。

1. 少食肉类　老年人肉类脂肪摄入过多会引起营养失衡及新陈代谢紊乱，易出现高胆固醇和高脂血症，同时不利于心脑血管疾病的预防和治疗。夏季的食物应以消暑、化湿、清淡为主，不要吃刺激性强且不易消化的食物。

2. 少食甜食　老年人过多地摄入甜品及冷饮，易引起消化不良，出现食欲缺乏、嗳气等现象，同时还可使碳水化合物（糖分）在体内积存，使老年人的体重和血脂增高，从而增加心脏负担。因此，老年人可适当地选择甜食食用，不可过量。

3. 忌食生冷食物，少食冷饮　夏季虽然气温较高，但由于年龄增大，老年人脾胃消化功能逐渐减退，如食用过多的生冷食物，会损伤脾胃，对消化道黏膜会产生不良的刺激，使肠蠕动变慢，严重者可出现痉挛现象。

4. 注意饮食卫生　夏季是各种疾病的多发季节，因为气温高，且湿度大，各类病原菌容易繁殖增长。夏季老年人可选择新鲜的瓜果和蔬菜食用，但在生食这些瓜果、蔬菜时一定要洗净。此外，肉类、蛋类等食物要注意保鲜，过期或出现异味的食物不可食用，食物尽量现做现吃，隔夜的食物老年人不要食用。

5. 多补充水分　由于夏季气温高，新陈代谢快，应注意多饮水，以保证机体生理活动的需要。

五、预防疾病

1. 中暑 夏季最常见的就是中暑,尤其是年老体弱及多病的老年人更易出现中暑的症状。中暑是指人体长时间的处于高温和热辐射的环境下,机体的体温调节出现障碍,导致水、电解质紊乱及神经系统的损害,它是热平衡紊乱而发生的一种急性症状,一般分为先兆中暑、轻症中暑和重症中暑。

(1)先兆中暑:表现为头昏、眼花、耳鸣、恶心、注意力不集中等症状,一般让病人立即离开热环境到阴凉通风处即可,可以让其含盐的饮料或冷开水,无需特别处理即可复原。

(2)轻症中暑:除有先兆中暑的表现外,还可以出现面色潮红、心悸、胸闷、体温 > 37.5℃、脉搏加快、大量出汗等症状。此时,除了让病人离开热环境外,还要用冷毛巾湿敷头部,同时用电扇吹风,让体温尽快下降。对于面色苍白、大量出汗者,应及时喂食含盐饮料或冷盐开水。

(3)重症中暑:除了上述症状外,还出现昏迷、抽筋、高热甚至休克等,此时应急救并拨打急救电话求助。

老年人为了预防中暑,应注意以下几点:

1)老年人最好事先采取防暑降温的措施,家中最好有人陪伴。

2)忌食油腻食物。因为油腻食物会加重胃肠负担,使血液滞留在胃肠,导致脑部血流量减少,从而使人体感觉疲劳,易引起消化不良。

3)忌食大量的生冷瓜果,因生冷食物易引起消化不良而出现腹泻及腹痛。

4)保证充足的睡眠及休息。每天养成午睡的好习惯,最好在中午有 1~2 小时的午睡时间。

5)切忌狂饮水。若老年人出现中暑症状,最好采用少量、多次饮水的方法,切忌狂饮水,大量饮水易引起反射性排汗亢进,导致体内盐分大量流失,促进热痉挛的发生。

6)选择合适的时间进行户外运动。老年人避免在中午 11:00 时至下午 16:00 时这段时间进行户外运动,同时外出运动时最好戴遮阳帽及带上淡盐水或清凉饮料,运动时间不宜过长,每次 10~15 分钟,锻炼后立即用温水冲澡。

2. 心脑血管疾病 老年人夏季应防血黏度增高。心肌缺血、脑缺血、脑血管堵塞、心肌梗死等与血黏度增高有关的疾病最容易在夏季发生,特别是七八月份是该病的高发季节。当机体的血黏度增高时,血液流动缓慢,容易出现凝集块,造成血栓,从而引发缺血性心脑血管疾病。

防止夏季血黏度增高最简单有效的方法就是早、中、晚多饮淡茶水或凉开水。对身体健康的老年人来说,单纯饮水就能预防血黏度增高。对于心脑血管病人来说,除了饮凉开水之外,还需在医生的指导下,选择一种适合自己病情的药物,预防缺血性脑病发生。

暑天,气温升高,湿度增大,患有高血压的中老年人常会出现情绪烦躁、头昏脑涨、血压波动等症状,若不及时纠正,容易诱发冠心病、心绞痛、心肌梗死。

中老年高血压病人暑天保健应注意以下三点:

(1)饮食清淡新鲜:天气炎热使人的消化功能减退,食欲下降,水分丢失很多,因此,高血压病人饮食宜清淡,应多喝绿豆汤、多吃水果及新鲜蔬菜。及时补充水分,防止血黏度升高。

(2)起居作息有序:由于暑热,病人晚间入睡较晚,早晨不宜过早起床,中午要适当休息,以补充睡眠不足。白天不宜过多地进行室外活动,有空调的家庭室温不宜调得太低,一般以25℃左右为宜。高血压病人不宜长时间待在空调房中,否则易出现头昏等不适症状。

(3)调整药物剂量:大部分病人由于气温高,外周小血管扩张,血压可有所降低,但有些病人由于睡眠不好,心情烦躁而导致血压升高。因此,病人一天中血压可出现较大的波动,故应对病人经常进行血压测量,调整药物剂量,保持血压稳定。

第三节　老年人秋季养生

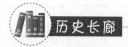

秋季养生之道

秋三月,此谓容平。天气以急,地气以明,早卧早起,与鸡俱兴,使志安宁,以缓秋刑,收敛神气,使秋气平,无外其志,使肺气清,此秋气之应,养收之道也。逆之则伤肺,冬为飧泄,奉藏者少。

《素问·四气调神大论》

秋季的气候处于"阳消阴长"的过渡阶段,先是秋阳肆虐,温度较高,到"白露"过后,雨水渐少,天气干燥,昼热夜凉,气候寒热多变,一些老年人由于自身调节能力减弱,这时往往会出现一些相应的症状,使老年人生活质量大大下降。因此,老年人如想在秋季保持健康、延缓衰老,在秋季的生活、行为就应与气候变化相适应,以免秋天肃杀之气对人体产生不良影响。

一、起居养生

睡觉宜"早卧早起",早卧以顺应人体阴精收藏,早起以顺应阳气舒长,使肺气得以舒展。睡眠时间可稍延长,免受凋零冷落之象的影响,也可减少血栓的形成。另外,为增强体质,耐寒锻炼从秋天就可以开始了。

衣着"宜秋冻",不宜早加衣,使机体逐渐适应寒冷气候,增强抗病能力,但秋季天气变化快,尤其是初秋,冷热无常,注意衣服的增减。秋季天气干燥,老年人如果饮水少、长卧床、少活动则易生便秘,高血压病人易发生脑梗死,危及生命,所以要多吃水果、蔬菜等。也可以在早上醒来后,躺在床上以肚脐为中心顺时针揉腹,揉50次左右。

二、运动养生

入秋后气候宜人,老年人在秋季锻炼可以增强体质,增进机体抗寒能力,提高心血管系统的功能和机体的免疫功能。然而,秋季气候的特点是一日多变,如果此时采取的锻炼方法不当,反而更容易生病。

老年人在秋季进行锻炼,应该注意以下事宜:

1. 运动适量,循序渐进 老年人随着年龄增大,生理功能逐渐衰退,肺活量减小,运动协调性降低,骨骼肌、心肌的收缩力下降,血管壁弹性减弱,出现血压升高,易发生骨折。因此,老年人秋季运动应避免进行紧张激烈、活动幅度大的运动项目,以散步、慢跑、太极拳、八段锦、保健操等运动项目较为适宜。同时要注意运动量应由小到大,循序渐进,以运动后轻

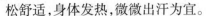

松舒适,身体发热,微微出汗为宜。

2. 运动卫生,预防疾病

(1)秋末冬初,心肌梗死的发病率明显升高,老年人晨起时宜喝杯白开水,以减低血液黏稠度,以免锻炼中发生意外。

(2)秋日清晨气温低,不可着单衣进行户外活动;锻炼发热时不宜脱衣太多;锻炼后切忌穿着湿汗的衣服在冷风中逗留,以防感冒。

(3)饭前饭后避免剧烈运动;运动期间应及时补充水分,但需遵循少量多次饮水的原则;运动后不应立即冷水浴或游泳,以免感冒。

三、精神养生

精神的调养要减少思虑情绪,避免悲伤、忧郁的情绪。秋天是气候宜人的也是万物成熟的季节。但是,万物成熟的同时也要走向凋零,加上气温降低,草枯叶落,一派凄凉的景象,因此容易在老年人的心里引起悲凉的感觉,产生忧郁、悲伤等情绪的变化,秋季精神养生首先要解郁散结,消除不良情绪,培养乐观心态。

1. 多晒太阳 光照可以减少褪黑激素的分泌,使人情绪容易兴奋起来。天气晴朗时,老年人应多到户外活动,晒晒太阳,灿烂的阳光会驱散一切阴霾。

2. 增强生活情趣 根据自己的身体及爱好,选择琴棋书画、养鸟养鱼、花卉盆景、旅游垂钓、书画写作、集邮收藏等,对陶冶情操,调适情绪,强身壮体大有好处。

3. 做到知足常乐 不要对周围人和事斤斤计较,凡事往好处想。宁作乐观幻想,不作消极的猜度。

4. 居室装点鲜花绿草,点亮灯光。

四、饮食养生

秋季对老年人来说,是承上启下的过渡期,只有保证了秋季饮食保健的质量,才能更健康地度过严寒的冬季。因此,老年人在秋季的饮食应注意以下几方面:

1. 多食蛋白质 与夏季不同,秋季的饮食中老年人应多食蛋白质食物,如鱼肉、黄豆等,尤其是鱼肉,它的消化率较高,秋季的蛋白质应尽量从豆制品中摄取,还应多食核桃、芝麻等食品。

2. 少食脂肪类食物 老年人应尽量少食用脂肪含量高的食物,以植物油或脂肪酸少的食物为主,对于一些过于油腻的食物应尽量少吃或者不吃。

3. 多食含高纤维的食物 在秋天,老年人可多食一些含高纤维的食物,这些食物中含有的纤维素可吸附体内的油脂,老年人多食可保持大便通畅。

4. 饮食不宜过于精细 老年人可尽量多食粗粮、粗粮富含维生素 B_1,可促进老年人的食欲和消化,同时也可防止便秘的发生。

5. 不可贪凉喜冷 老年人在秋季的饮食方面不可贪凉喜冷,但也不可过多地选择热性食物,入秋后是大量瓜果上市的季节,水果有益身体健康,但也有"秋瓜坏肚"之说。因此,老年人不可过多地食用瓜果,适量即可。

五、预防疾病

一年之中秋季气候变化最大,初秋湿热较甚;白露后雨水减少,气候干燥,昼热夜凉,气候寒热多变;寒露后天气很快变冷。许多老年人很难适应秋季气候变化,疾病便纷至沓来,需预防疖肿、感冒、大便秘结、秋燥及血栓等疾病的发生。

1. 防疖肿 初秋湿热并重,人们常常出汗过多,但秋季早晚凉爽,由于夜间凉爽,老年人不常沐浴,皮肤易生疖肿,因此,要经常洗澡以保持皮肤清洁。沐浴时可在浴盆里放一些花露水,使浴后皮肤清爽滑润,避免疖肿发生;洗澡时不要用碱性肥皂,浴后擦些爽身粉。

2. 防感冒 秋季昼夜温差很大,老年人往往认为早上温度很低,多穿点衣服有利于健康,以至于天气稍凉便厚衣加身,殊不知,如较早穿上厚衣,势必导致出汗增加,使皮肤腠理舒张,极易感冒。"秋冻"就是一种在秋初以少加衣服来逐渐锻炼抗寒能力的方法。"秋冻"并非挨冻,其原则以穿衣不出汗为度。

但是患有以下疾病的老年人则不适宜进行秋冻:

(1)心血管疾病:寒冷会导致血管痉挛,致使心脏缺血、缺氧,易诱发心绞痛和急性心肌梗死。

(2)脑血管疾病:当气候发生剧烈的变化时,如寒冷刺激,此时机体的交感神经兴奋,致使全身毛细血管收缩,使血压升高,心和脑的负荷加重,脑部出现缺血、缺氧。另外,秋季气候较干燥,人体内易缺水,致使血液黏稠、血流减慢,易诱发脑血栓等疾病,老年人容易出现脑卒中(中风)。

(3)骨关节:气温降低会使人体很多部位的血管收缩、血流减慢、滑膜的反应增加,所以这个时期的老年人会出现骨关节疾病加重的现象。

(4)消化系统:秋季至第二年的早春,均是溃疡性疾病的高发季节,这是因为溃疡病具有周期性发作的特点,特别是十二指肠溃疡。

此外,秋冻的训练不仅是少穿衣服,老年人还应根据自身情况选择适合自己的运动进行锻炼,只有全面训练,才能达到秋冻的好效果。

3. 防秘结 秋季气候干燥,大便也会干结难解,按摩通便是一种简便易行的方法,可在晚上睡觉前或清晨起床前,先将两手心摩擦至热,然后两手叠放在右腹下部,按顺时针方向围绕腹部旋转,以助大便通畅。

4. 防秋燥 "秋燥"常使人口渴、咽干、皮肤干燥、大便干结。中医有滋阴清热之法,可用麦冬30g,煎水代茶饮用。麦冬甘寒,有养阴润肺的功效,是预防秋燥的良好保健饮品。常饮本品,可防秋燥,也可润肤美容,对老年人及心脏病、糖尿病病人有很好的保健作用。

5. 防血栓 秋季由于气温变化较大,老年人血管弹性变化较为明显,使得脑血栓发病率增高。预防脑血栓发生应注意:

(1)消除不良危险因素:积极治疗引起脑血管病的各种因素,如高血压病人应注意有效控制血压。

(2)保持良好的生活习惯:要保证充足睡眠,纠正不良的烟、酒嗜好。

(3)注意调节饮食:应注意营养素的合理搭配,控制体重。多吃含纤维素及维生素高的食品,减少过多动物脂肪和高胆固醇食物的摄入,不暴饮暴食,减少食盐摄入量(每天3g以下),多吃蔬菜、水果,饭后不要立即进行剧烈运动。

(4)保持良好的心理状态:保持稳定乐观的情绪,是预防脑血管病发生的重要因素。培养有益的业余爱好,以丰富生活,寻找生活中的乐趣。努力克服不良情绪,心胸开阔,建立起良好的人际关系。

(5)应定期进行脑血管检查:尽早发现脑血管疾病发生的可能性,以便采取有效的预防措施。

(6)避免精神过度紧张、焦虑:保持良好精神状态,避免紧张、焦虑等不良情绪,对降低脑血管病的发生有明显的效果。

第四节　老年人冬季养生

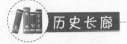 历史长廊

冬季养生之道

冬三月,此谓闭藏。水冰地坼,无扰乎阳,早卧晚起,必待日光,使志若伏若匿,若有私意,若已有得,去寒就温,无泄皮肤,使气亟夺,此冬气之应,养藏之道也。逆之则伤肾,春为痿厥,奉生者少。

《素问·四气调神大论》

冬三月是闭藏的季节。天气寒冷,气候干燥,河水结冰,田地冻裂,是阴盛阳衰的现象,冬季养生要顺应体内阳气的潜藏,以敛阴护阳为原则。老年人易受风寒,要避寒就暖,应以养精蓄锐为主,内心积极向上,冬天养生以养护"藏"气为主。

一、起居养生

着装宜防寒保暖,老年人血液循环功能较差,如果室温过低,老人的手脚很容易冻伤;而如果室温过高,内外温差过大,又很容易患感冒,老年人一定要随时注意保暖防病。衣服尽量穿得宽暖,棉鞋要稍稍大一点,并可在鞋底的垫上均匀地撒上一层生附子末,然后用棉布缝好,放在鞋里,这样可预防冻疮,使双脚气血流通。

生活宜有节,起居宜有常,冬三月早卧晚起,"必待日光",也就是等太阳出来了再起床。早睡是为了养人体阳气,保持温热身体,迟起是为了养阴气。

居室宜舒适,保持居住环境的舒适,冬天气温低,老年人可以使用取暖器或空调将室温调到舒适的温度,但是,不可将室温调得忽高忽低。此外还应该保持室内空气的新鲜,每天最好开窗通风两次,早晚各一次,以避免室内有害因素如粉尘、煤气等有害因素的影响。

冬季老年人的生理功能是有不同程度下降的,老年人尤其要遵循冬季洗澡原则:

1. 不宜频繁　老年人的皮脂腺分泌减少,经常洗澡会使皮肤表面的油脂和正常皮肤表面的保护性菌群被洗掉,出现皮肤干燥和瘙痒。

2. 时间不宜过长　老年人洗澡时间过长,易出现心脏或脑部的缺血,诱发严重的心律失常而猝死。

3. 选择合适的洗澡方式　老年人洗澡最佳方式是淋浴,与泡澡相比可减少心血管疾病的发生。

4. 水温不可过高　水温过高会使全身皮肤血管扩张,大量血液集中到了皮肤表面,从而导致心血管的缺血,易诱发急性心肌梗死。此外,高血压病人还会出现血压骤然下降,出现低血压。

5. 出浴动作要慢　洗澡时心脑等重要脏器供血降低,如果此时动作太猛,易出现心脑供血障碍。患有冠心病的老年人在洗澡前可舌下含服速效救心丸4~6粒(160~240mg)予

以预防;患有高血压的老年人可在洗澡前 30 分钟口服一片硝酸甘油,洗完后穿好衣服再从浴室(池)出来,老年人洗澡最好选择在白天室温较高的时候,必要时可用电暖器或浴霸。

6. 餐后不可立即洗澡 老年人胃肠道的消化功能不好,在餐后立即洗澡,会使腹腔血液供应减少,从而加重消化不良,影响营养的吸收。但是饥饿时也不适宜洗澡,易导致低血糖。

老年人洗澡后最好休息 30 分钟,恢复体力和心力,特别是有心脑血管疾病的老年人,洗澡时不要锁住浴门,最好家里有人时再洗,以免意外发生而无法及时施救。

二、运动养生

冬季体育锻炼能增强体质,提高机体的抵抗力,有效地抑制细菌和病毒的侵袭。"冬练三九"不仅锻炼意志和毅力,而且多在室外锻炼,能弥补阳光照射不足,这对老年人来说尤其重要。耐寒锻炼最好在户外进行,运动方式可根据个人的兴趣爱好,选择有助于提高抗寒能力的运动项目,如慢跑、太极拳、气功、五禽戏、八段锦等。老年人在做冬季运动时要注意以下几点:

1. 防超负荷锻炼 老年人冬季锻炼的项目要符合自身的生理特点和健康状况。适宜的活动量是增进体质、预防感冒的关键。活动量必须遵循渐次递增的原则,切忌即兴加量练习或一曝十寒的锻炼方式。负荷量的递增要因人而异,初练慢跑时由 3 分钟增至 5 分钟或 10 分钟。

2. "冬练"要注意保暖 老年人由室内转向室外训练时,首先机体各器官系统要适应寒冷的刺激。锻炼前,要多穿些衣服,经过 8 ~ 10 分钟暖身活动后,体温逐渐升高,方可卸脱御寒外衣。锻炼间歇,不要选择在风口处就坐,可以稍稍解开衣扣,用柔软的干毛巾擦抹身上的汗水。锻炼后,体表出汗较多,应立即返回室内进行擦浴或淋浴,然后,更换上干净、柔软的衣服。

3. 不宜空腹锻炼 清晨血糖较低,加上气温低也会使血管收缩,空腹锻炼可能会因严重低血糖和心脑血管强烈收缩而引起猝死。喝 1 杯温热开水及适当进食后再去锻炼较为适宜。

4. 选择合适的时间和环境 凌晨是老年人心肌梗死、缺血、脑血管意外等疾病的高发时段,同时由于早晨气温低,雾气重,湿度大,易患感冒、气喘,还会使慢性支气管炎、肺心病病情加重。因此,老年人最佳锻炼时间为早上 9:00 ~ 11:00 之间,应在没有雾的时候进行锻炼。

三、精神养生

冬季因天寒地冻,朔风呼啸,树木凋零,老年人因外出活动减少,加之恶劣气候加重躯体疾病,使其容易产生抑郁、焦虑、易怒等不良情绪。老年人可采取以下方法,调畅情志,消除或减弱冬季带给老年人的不良心理影响:

1. 增加情趣 养花养草、听音乐、写字、画图等,尽量使老年人忙起来,动起来,培养其广泛的生活情趣。

2. 多做社会工作 量力而行,从事自己力所能及的社会工作,使身心融入社会之中,但要注意工作的强度、时间,不可过劳。

3. 参加集体活动 天气恶劣时,可参加室内的集体活动,如老朋友一起唱歌、弹琴;天气好转时,多参加室外的集体活动,如跳舞、做操、打门球等。

4. **倾诉** 将自己的不良情绪向亲友们倾诉,寻求发泄和宽慰的途径。

5. **颜色调节法** 由于人们在长期的社会活动中,经常同带有各种颜色的物体打交道,逐渐赋予某种颜色以一定的感情色彩,如红色象征热烈、豪迈;绿色象征悠闲、和平;白色象征轻快、纯洁;黑色象征沉重、悲哀……。因此,老年人会对冬季自然界的不同色调产生特定的心理反应,可将老年人房间的窗帘换为黄色,以增加暖意,墙上悬挂带有绿色,赋有生气的风景画,以及在室内放置鲜花等,起到活跃气氛,增加生机的效果。

四、饮食养生

冬季气候寒冷,人体受寒冷气温的影响,机体生理功能和食欲等均会发生变化。合理调整饮食,保证人体必需营养的摄入,对提高老年人的耐寒能力和免疫功能,使之安全、顺利越冬是十分重要的。

1. **冬季老年人饮食原则**

(1)保证热能的供给:冬天寒冷的气候影响人体的内分泌系统,使人体的甲状腺素、肾上腺素等分泌增加,从而促进和加速蛋白质、脂肪、碳水化合物三大类热量来源营养素的分解,以增加机体的御寒能力。因此,老年人冬天营养应以增加热能为主,可适当多摄入一些富含碳水化合物和脂肪的食物。对于老年人来说,脂肪摄入量不能过多,以免诱发老年人的其他疾病。但应摄入充足的蛋白质,尤其是优质蛋白质,如瘦肉、鸡蛋、鱼类、乳类、豆类及其制品等,这些食物所含的蛋白质,不仅便于人体消化吸收,而且富含必需氨基酸,营养价值较高,可增加人体的耐寒和抗病能力。

(2)补充维生素的需要:冬天是蔬菜的淡季,蔬菜的数量少,品种也较单调,尤其是在我国北方,这一现象更为突出。易出现人体维生素不足,如缺乏维生素 C 导致不少老人发生口腔溃疡、牙龈肿痛、出血、大便秘结等症状。因此应扩大食物蔬菜来源,冬天绿叶菜相对减少,可适当吃些薯类,如甘薯、马铃薯、山药等薯类食物。此外,还可选择大白菜、白萝卜、胡萝卜、黄豆芽、绿豆芽、油菜等,这些蔬菜中维生素含量均较丰富。只要经常调换品种,合理搭配,可以补充人体维生素的需要。

(3)满足微量元素的摄入:冬季的寒冷,还可影响人体的营养代谢,使各种营养素的消耗量均有不同程度的增加。老年人由于消化吸收和体内代谢因素的影响,往往缺乏钾、钙、钠、铁等元素,再加上冬季人体尿量增多,使上述无机盐随尿液排出的量也增多,因此,应及时予以补充。可多吃些含钙、铁、钠、钾等丰富的食物,如虾米、虾皮、芝麻酱、猪肝、香蕉等。如有钠低者,做菜时,口味稍偏咸,即可补充。

(4)增加钙的摄入:入冬后阳光照射减少,人体合成维生素 D 减少,老年人骨质疏松加重,因此冬季老年人应注意补充钙的摄入,多食富含钙的食物,如豆制品、虾皮、海米、海带、芝麻酱、核桃等以及海鱼、瘦肉、坚果等含维生素 D 较多的食物。

2. **适当冬季进补** 冬天进补应顺其自然,注意养阳,提高人体耐寒能力。根据"冬藏精"的自然规律,冬令进补能滋养五脏、扶正固本、培养元气,有助于体内阳气的生发和机体抗病能力的提高。

(1)进补佳品:冬季进补必须适合自己的体质和病情,最好能在中医的指导下进行。一般说偏于阳虚的老人,食补以羊肉、鸡肉、狗肉为主;偏于阴血不足的老人,食补应以鹅肉、鸭肉为主。"药补不如食补",普通正常的老人进补的食物,谷类有玉米、小麦等;蔬菜有韭菜、香菜、大葱、萝卜、黄花菜等;肉食有羊肉、狗肉、牛肉、鸡肉及鳝鱼、鲤鱼、鲢鱼、带鱼、虾米等;

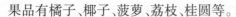

果品有橘子、椰子、菠萝、荔枝、桂圆等。

（2）进补注意事项

1）防止"无虚滥补"：中医主张"虚者补之"，无虚就不必服用补养药物。如果无虚而滥补，就会扰乱人体脏腑的正常生理功能。如果一旦误补而不对证，就会"实而误补，固必增邪"。为此，在进补之前应在医生的诊查指导下辨证施补，判明虚实，避免无虚滥补之弊。

2）防止"虚不受补"：体质虚弱者，服用补血助阴类药物（当归、熟地等）以后，舌苔滋腻，腹胀脘痞，食少纳呆，嗳气，以致进补助滞。阴虚火旺者在服用补气补阳类药物（人参、鹿茸之类）后致生理功能亢盛，产生口干、烦躁、失眠、兴奋、尿黄、便秘、鼻血等症状。应针对不同虚证，选用相对应的补养食物和药物，切忌盲目滥用。

3）若老年人本身已有疾病，选用进补之物要适当，最好遵照医嘱，不可盲目进补。凡糖尿病的老年病人，可用生晒参等作为进补品，但忌用甘草及含糖较多的药物。凡血脂过高、动脉硬化、有冠心病、胆囊炎、痛风等疾病者，则不可应用高蛋白、高脂肪、多糖分的药物和食品，如甲鱼、阿胶、桂圆、牛鞭、鹿蹄筋等，因为进食这类食品和药物，反而会助长病情发展，使血脂增高、血黏稠度增加、血中尿酸增多、血压升高，结果反而适得其反。

五、预防疾病

冬季是天气变化最大的季节，容易使人体内生理环境失去平衡，尤其是更容易诱发老年人疾病的发生。

1. 脑血管疾病　随着年龄增长，老年人的体温调节及血管弹性反应性降低，对于外界寒冷气候的刺激适应能力减弱。加之冬季天气干燥、寒冷、刺激人体血管收缩、血液黏度增高、外周血管阻力增加，血压急剧上升，使原来已经硬化的动脉小血管承受不了突发的压力而破裂，或使血管内动脉硬化斑块脱落，或因血液黏稠导致血管阻塞，发生心脑血管疾病。预防心脑血管疾病的措施如下：

（1）注意防寒保暖：在气温降低时，应及时添衣，衣裤应选择既要保暖性好，又要柔软宽松，不宜穿得过紧，以利血液流畅。

（2）合理调节饮食起居：保持良好的生活习惯，不酗酒吸烟，不过度劳累。

（3）保持良好的心境：老年人应注意保持情绪稳定、愉快，切忌发怒、急躁和精神忧郁。

（4）进行适当的御寒锻炼：如平时坚持用冷水洗脸，以提高耐寒能力。

（5）随时观察和注意病情变化，定期去医院检查，服用必要药物，控制病情的发展，防患于未然。

2. 慢性支气管炎　冬季气温较低，冷空气刺激呼吸道黏膜，使黏膜下的血管收缩、扩张，扰乱了呼吸道正常的生理功能，导致局部抵抗力下降。另外，大气污染、过敏源的刺激、吸烟等因素对呼吸道损害等，都会引起呼吸道病变。预防慢性支气管炎的措施：

（1）坚持适宜体育运动：冬季应进行适量的户外活动，进行呼吸及耐寒锻炼，增强体质。

（2）注意保暖：在早晚温差变化较大的时候应注意避免受凉感冒，防止呼吸道感染。

（3）戒烟：香烟中的有害物质刺激呼吸道黏膜，使呼吸道防卫功能下降，排痰功能降低，细菌易于侵入和繁殖，诱发慢性支气管炎的发生。

（4）改善环境卫生：注意空气湿度和质量；出现雾霾天气，尽量避免外出；保持室内空气流通。

（彭斌莎）

护考模拟题

1. 以下**不是**老年人预防春困的方法是
   A. 保持室内空气清新　　　B. 晚睡早起　　　　　C. 适当春捂
   D. 多睡觉　　　　　　　　E. 户外活动

2. 属于春季老年人运动养生的注意事项是
   A. 高强度剧烈运动　　　　　　　　B. 多出汗
   C. 运动后立即擦十汁液　　　　　　D. 回家立即洗澡
   E. 多进行室内运动

3. 老年糖尿病适宜的散步方式是
   A. 甩开胳膊大步跨　　　　　　　　B. 长距离快速行走
   C. 睡前缓行半小时　　　　　　　　D. 缓步慢行
   E. 大步伐的摆臂甩腿挺胸走

4. 老年高血压适宜的散步方式是
   A. 脚掌着地挺胸走　　　　　　　　B. 长距离快速行走
   C. 睡前缓行半小时　　　　　　　　D. 缓步慢行
   E. 甩开胳膊大步跨

5. 老年冠心病适宜的散步方式是
   A. 甩开胳膊大步跨　　　　　　　　B. 长距离快速行走
   C. 睡前缓行半小时　　　　　　　　D. 缓步慢行
   E. 大步伐的摆臂甩腿挺胸走

6. 老年体弱者适宜的散步方式是
   A. 甩开胳膊大步跨　　　　　　　　B. 长距离快速行走
   C. 睡前缓行半小时　　　　　　　　D. 缓步慢行
   E. 大步伐的摆臂甩腿挺胸走

7. 肥胖者适宜的散步方式是
   A. 脚掌着地挺胸走　　　　　　　　B. 长距离快速行走
   C. 睡前缓行半小时　　　　　　　　D. 缓步慢行
   E. 甩开胳膊大步跨

8. 失眠者适宜的散步方式是
   A. 脚掌着地挺胸走　　　　　　　　B. 长距离快速行走
   C. 睡前缓行半小时　　　　　　　　D. 缓步慢行
   E. 甩开胳膊大步跨

9. 以下**不是**老年人春季适宜的运动项目是
   A. 散步　　　　　　　　　B. 太极拳　　　　　　C. 五禽戏
   D. 八段锦　　　　　　　　E. 游泳

10. 以下**不属于**五禽戏的动物是
    A. 虎　　　　　　　　　　B. 鹿　　　　　　　　C. 蛇
    D. 猿　　　　　　　　　　E. 熊

11. 以下属于老年人春季锻炼的注意事项是
    A. 时间宜早　　　　　　B. 空腹　　　　　　C. 衣着宜少
    D. 量力而行　　　　　　E. 骤然运动

12. 以下属于老年人夏季预防中暑的注意事项是
    A. 午睡　　　　　　　　B. 多食瓜果　　　　C. 短时间大量饮水
    D. 在凉风处休息　　　　E. 独自外出

13. 夏季老年人的饮食宜
    A. 肉类　　　　　　　　B. 饮水　　　　　　C. 甜食
    D. 冷饮　　　　　　　　E. 瓜果

14. 以下**不适宜**于老年人秋季的饮食是
    A. 核桃　　　　　　　　B. 粗粮　　　　　　C. 蔬菜
    D. 动物内脏　　　　　　E. 鱼肉

15. 适宜秋冻锻炼的疾病是
    A. 心血管疾病　　　　　B. 脑血管疾病　　　C. 骨关节
    D. 消化道　　　　　　　E. 呼吸道

16. 冠心病老年人冬季**不适宜**的补品
    A. 西洋参　　　　　　　B. 黄芪　　　　　　C. 阿胶
    D. 大枣　　　　　　　　E. 山药

17. 老年人冬季洗澡的注意事项是
    A. 水温较高　　　　　　B. 快速出浴　　　　C. 时间宜短
    D. 餐后洗澡　　　　　　E. 经常洗澡

第八章 老年人常见健康问题的预防保健

工作情景与任务

情景导入:

杨大爷,67岁,高血压病多年,半年前突然脑出血。住院治疗后,恢复到生活可以自理,但手脚没那么利索了,脾气比较急躁。最近又发热,检查发现少量脑出血。现病情控制,但胃口不好,常有厌食、恶心、便秘情况出现。全身乏力、精神萎靡,还有失眠等一系列不适症状。

工作任务:

1. 正确分析杨大爷出现食欲缺乏的原因和他潜在的健康问题。
2. 对杨大爷和他的家属进行指导,帮助增进食欲,并积极采取预防跌倒、失眠,防治便秘等健康问题的保健措施。

机体衰老是个体生长、成熟的必然的连续变化过程,是人体对内外环境适应能力减退的表现。老年人在身体形态和功能方面均发生一系列变化,尤其是消化吸收、呼吸、排泄功能、神经及感觉功能减退,如不适当加以调整,将会发展成老年疾病。因此加强老年人身体各系统健康问题保健对预防各种慢性疾病、推迟生理功能老化具有重要意义。

第一节 食欲缺乏

一、健康问题概述

食欲缺乏是指对食物缺乏需求的欲望。老年人消化系统发生变化,如牙齿松动、脱落,影响咀嚼食物;味蕾减少,使味觉明显减退;胃酸的分泌不足,影响对食物的消化;肠蠕动缓慢,有害物质在肠内停留时间延长,导致各种营养素的吸收率降低和便秘的发生。

【发生原因】

引起食欲缺乏的原因有很多,常见的有以下几个方面:

1. 过度劳累　引起胃壁供血不足,胃消化功能减弱。

2. 饮食因素　暴饮暴食、饥饱不均、喜食生冷、睡前过饱、餐后运动都会造成胃肠负担加重,胃液分泌紊乱,影响食欲。

3. 情绪紧张　失眠、焦虑、抑郁等负面情绪,导致胃酸分泌功能失调,引起食欲缺乏。

4. 药物因素　有些慢性疾病需要长期服药,某些药物长期服用可导致药源性味觉障碍。

5. 不良习惯　酗酒、吸烟都会损伤味蕾及胃黏膜。作息时间不规律、加班熬夜等。

【常见表现】

1. 消化道表现　常有畏食、腹痛、恶心、呕吐、腹泻、便秘等。

2. 全身表现　伴有乏力、怕冷、发热等全身症状。

3. 心理表现　有失眠、精神不振、易激动等精神心理障碍表现。

二、预防保健措施

1. 饮食规律　在进食上必须做到定时、定量,老年人到了进餐时间,就会产生食欲,分泌消化液,利于食物中各种营养素的吸收。

2. 合理调配食物　从食物的色、香、味等方面调配食物,增进食欲。

(1)调配食物种类:根据老年人喜好调配食物种类,荤素搭配、软硬适中、口味清淡。以保护性食物为主,如肉类、牛奶、鸡蛋、绿叶蔬菜、鲜果、豆制品及适量米面。

(2)适当补锌:如海鲜贝类,植物中如花生、板栗、核桃,水果中可多吃猕猴桃,必要时遵医嘱补锌。

(3)避免过饥:胃液分泌紊乱,易出现食欲下降。

 知识窗

食欲缺乏食疗偏方——山楂糕熘苹果

原料:苹果250g,山楂糕50g。

调料:白糖50g,水、湿淀粉适量。

做法:

1. 山楂糕切丁;苹果洗净去皮去果核,也切成丁。

2. 炒锅置火上,加入白糖、水煮至白糖溶化。

3. 用湿淀粉勾芡。

4. 放入苹果丁、山楂糕丁翻炒几下,出锅装盘。

山楂糕和苹果都具有补益脾胃,润肺生津的作用,对于食欲缺乏或者经常咳嗽、咳痰的人都很有效。

3. 良好的就餐环境　可播放轻音乐,保持愉快、舒畅的心情,环境优美、温度适宜,餐桌、餐具清洁卫生等,都能促进食欲。

4. 合理用药 某些药物的长期服用可导致药源性味觉障碍,可服用具有调理肠胃的中药进行治疗。

5. 适量运动 生命在于运动,运动有助于食物的消化、吸收。例如散步、慢跑、气功等都是胃肠病病人的良好选择。

6. 戒烟、忌酒 酒精可损伤味蕾和胃黏膜,甚至造成胃和十二指肠穿孔;烟雾对胃黏膜的危害并不小于饮酒,吸烟也会引起慢性胃炎。

7. 调节胃肠菌群 服用益生菌促进食物的消化吸收。用低于40℃的温水,可跟牛奶、奶粉、果汁一起冲服,也可跟辅食一起服用。

(陈 静)

第二节 便 秘

一、健康问题概述

便秘(constipation)是老年人常见的症状,主要是指排便困难、次数减少(每周少于3次)、粪便干结,便后无舒畅感。老年人消化系统功能减弱、肠蠕动缓慢,易发生便秘。有害物质在肠内停留时间延长,不仅影响老年人的正常生理功能,还影响老年人的生活质量。临床上常见到便秘导致心、脑疾病病人的病情变化,甚至猝死。因此,重视老年人便秘的防治非常重要。

【发生原因】

1. 退行性改变 老年人消化系统功能减退,胃酸及各种消化酶减少,造成排便动力缺乏及肠蠕动功能减弱,粪便在结肠转运时间延长可增加黏膜对水分的吸收,引发粪质变硬、排便费力及排便未尽感等症状。

2. 饮食与生活习惯 老年人牙齿松动脱落,影响饮食习惯,导致饮食量太少,饮食精细,食物中纤维素少,造成肠道内压力不足、反射性蠕动减弱、不能对胃肠道产生有效的刺激;饮水过少时粪便干硬,难以排出。

3. 药物因素 治疗疾病使用药物产生不良反应,如服用氢氧化铝、阿托品等药物后,部分病人可发生便秘;另外长期滥用泻药,形成药物依赖,造成便秘。

4. 心理因素 情绪的改变、紧张、忧虑等因素可导致肠蠕动功能的减弱而发生便秘,但多与腹泻交替发生,亦称为肠易激综合征。病人常伴有腹痛或腹部不适。

5. 运动因素 老年人缺乏锻炼、运动量不足,导致流向肠道的血液减少,肠蠕动减弱;或由于旅行、住院等环境因素造成饮食及排便习惯改变,产生意识性抑制排便等均可引发便秘。

6. 其他 如睡眠不足、生活无规律、需卧床排便等因素也可以导致便秘发生。

【常见表现】

1. 局部表现 多数老年便秘病人仅表现为排便困难,粪便干结,数天甚至1周才排便一次,排便时可有左腹痉挛性痛与下坠疼痛感。

2. 全身表现 部分病人有口苦、食欲减退、腹胀、下腹不适、排气多或有头晕、头痛、疲乏等神经官能症状,但一般都不重。

3. 及时就医 出现以下症状时及时就医:伴有剧烈腹痛、呕吐或便血者;原有规律的排便习惯,无特别的原因,于短期内发生便秘者;出现腹胀、腹痛、肠型及肠蠕动波者。

二、预防保健措施

预防和改变便秘症状主要应从合理调整饮食、改变不良生活方式、正确应用药物以及适当运动等方面进行。

【调整饮食结构】

1. 合理搭配饮食　荤素搭配比例 1 : 4。每天摄入 125 ~ 200g 鱼、禽、肉、蛋等动物性食物,应搭配 400 ~ 500g 蔬菜。

2. 调整饮食质量　主食不要太精过细,要注意多吃些粗粮和杂粮,避免刺激性食物。

(1)增加 B 族维生素食品的供给,尽量选用天然、未经加工的食品,如粗粮、豆类、酵母等,以增强肠道的紧张力。

(2)每天加食燕麦、全麦等药膳粥类。如黑芝麻粥、银耳粥、红豆薏米粥等,既滋补又润肠通便,利于老年人健康长寿。

(3)要多食富含纤维素的蔬菜、水果,如韭菜、核桃仁、熟香蕉、核桃、柚子、苹果、葡萄、糙米、胡萝卜、红薯等,正常人每天摄入 90 ~ 100mg/kg 纤维素来维持正常排便。

3. 足够的水分　肠道中的水分相对减少,粪便干燥导致大便秘结。每天早上起来空腹喝温水冲的蜂蜜水 200 ~ 300ml,蜂蜜对肠道有润滑作用;每日至少喝 8 杯水(约 2000ml),尤其在食用高纤维食品时,更应注意保证饮水,使肠道得到充足的水分,利于肠内容物通过。

【养成良好的排便习惯】

老年人排便要有规律,不要拖延。如果经常拖延大便时间、影响规律,可使排便反射减弱,引起便秘。对于还没有良好排便习惯者,建议养成每天定时排便的习惯。

【积极锻炼身体】

按照个人情况制订活动计划,如散步、跑步、深呼吸、练气功、打太极拳、转腰抬腿以及适当体力劳动等,可使胃肠活动加强,食欲增加,膈肌、腹肌、肛门肌得到锻炼,提高排便动力,预防便秘。

【专业护理指导】

1. 腹部按摩　从右下腹开始向右上腹、左上腹、左下腹,依顺时针方向按摩,每天 2 ~ 3 次,每次 10 ~ 20 圈,预防便秘。

2. 适当使用缓泻剂　服用甘油或液状石蜡、番泻叶沸水泡汁等促进排泄。

3. 协助排便　口服果导、西沙比利等药物缓泻,也可使用开塞露、甘油通便。

4. 专业救助　当按摩、使用药物无效时,可到医院进行灌肠术,帮助解除痛苦。

(陈　静)

第三节　尿　失　禁

一、健康问题概述

尿失禁(urinary incontinence,UI)是排尿不受意识控制而尿液不自主地流出,它不是单纯性疾病,而是一组症状,可由多种疾病引起。据报道,全世界有 2500 万人患有尿失禁,是老年群体最常见的健康问题。在我国 60 岁以上的老年群体中发生率超过 55%,虽然对大多

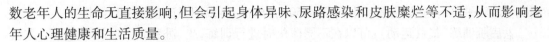

数老年人的生命无直接影响,但会引起身体异味、尿路感染和皮肤糜烂等不适,从而影响老年人心理健康和生活质量。

【发生原因】

1. 精神性因素 过度紧张、恐惧、忧虑等引发所致。

2. 生理性因素 绝经期妇女雌激素缺乏、多次分娩都是导致尿液不受控制的原因。

3. 压力增大 在咳嗽打喷嚏、跳绳、开怀大笑或提重物等腹压增加时,小便却不由自主地流出。另外肺气肿、哮喘、支气管炎、肥胖、腹腔内巨大肿瘤等均可致腹压增加。

4. 其他 粪便嵌顿、尿道机械性功能紊乱,或使用阿片类受体激动剂均可使老年人发生尿失禁。

【常见表现】

尿失禁病人会阴部长时间的尿液刺激,局部经常潮湿,可导致会阴部皮肤红肿、痒痛、甚至感染溃烂,引起泌尿系统炎症、结石,严重者还会影响肾脏功能。尿失禁根据临床表现及生理上的异常可分以下几类:

1. 充溢性尿失禁 当膀胱内压上升到一定程度并超过尿道阻力时,尿液不断地自尿道中滴出。这类病人的膀胱呈膨胀状态。

2. 无阻力性尿失禁 由于尿道阻力完全丧失,膀胱内不能储存尿液,老年人在站立时尿液全部由尿道流出。

3. 反射性尿失禁 老年人不自主地间歇排尿(间歇性尿失禁),排尿没有感觉。

4. 压力性尿失禁 病人在站立时咳嗽、大笑、打喷嚏、举重、跑跳、上楼梯及剧烈活动时使腹压突然增高而尿液不自主的由尿道流出。轻者只是偶尔流出数滴,重者则经常不断滴沥(表8-1)。

表8-1 压力性尿失禁分度及表现

压力性尿失禁分度	表现
Ⅰ度	咳嗽、大笑、打喷嚏、用力、剧烈活动时发生尿失禁
Ⅱ度	站立、行走、屏气等轻微用力时或由坐位站起时即可发生尿失禁
Ⅲ度	尿失禁与活动无关,卧位时即可发生尿失禁

二、预防保健措施

1. 调节心境 老年人要调整心态和情绪,具有乐观豁达的心情,凡事看得开、放得下,不钻牛角尖。

2. 防止感染 养成大小便后由前往后擦手纸的习惯,避免尿道口感染,每日清洗外阴。若发生尿痛、尿频、尿急等症状应及时就医。

3. 避免负重 妇女生小孩后要注意休息,不要过早负重和劳累;平时不要憋尿。

4. 适量饮水 要求尿失禁病人日间应保持摄入液体2000~2500ml左右,根据平常的排尿间隔定时接尿,进行膀胱功能训练,但是睡前要限制水分摄取。

5. 饮食清淡 多食含纤维素丰富的食物,防止因便秘而引起的腹压增高。注意避免酒精、咖啡因的刺激。

6. 加强锻炼 进行适当的体育锻炼和盆底肌群锻炼,最简便的方法是每天晨醒起床前和晚上就寝平卧后,坚持做紧缩肛门活动 50~100 次,可以明显改善尿失禁症状。

盆底肌训练(提肛运动):可以在不同体位时进行训练,坐、卧和站立时均可进行。方法如下:思想集中,收腹,慢慢呼气,同时用意念有意识地向上收提肛门,当肺中的空气尽量呼出后,屏住呼吸并保持收提肛门 2~3 秒钟,然后全身放松,让空气自然进入肺中,静息 2~3秒,再重复上述动作;尽量吸气时收提肛门,然后全身放松,让肺中的空气自然呼出。每日1~2 次,每次 50 下,或持续做 5~10 分钟。

（陈 静）

第四节 失 眠

一、健康问题概述

失眠(insomnia)即睡眠失常,表现为入睡困难、睡眠中间易醒及早醒睡眠质量低下、睡眠时间明显减少,严重者彻夜不眠。长期失眠易引起心烦意乱、疲乏无力,甚至头痛、多梦、多汗、记忆力减退,并诱发一些心身性疾病,严重影响老年人日间社会功能和生活质量。

【发生原因】

1. 生理性因素 睡眠是脑部的一种活动现象,由于老年人大脑皮质功能减退,新陈代谢减慢,引起睡眠障碍,出现失眠症状。

2. 睡眠规律改变 睡眠环境变化或睡前大量饮用浓茶或咖啡、可乐、饮酒、吸烟可导致失眠。

3. 精神因素 老年人中抑郁倾向的比例明显增高。随着病人年龄的增加,后半夜睡眠障碍越来越严重,主诉多为早醒和醒后难再入睡。

4. 心理社会因素 引起老年人思考、不安、怀念、忧伤、烦恼、焦虑、痛苦等社会事件,都会导致老年人产生失眠症状。主要特点为入睡困难,脑子里想的事情总摆脱不掉,以至上床许久、辗转反侧,就是睡不着;或者刚刚睡着,又被周围的声响或噩梦惊醒,醒后再难以入睡。

5. 药物因素 应用苯丙胺、咖啡因、皮质激素和抗震颤麻痹药等中枢兴奋药可导致失眠;药物不良反应干扰睡眠,如肾上腺素类药物引起的头疼、焦虑影响睡眠。

【常见表现】

1. 按其表现形式分类

(1)入睡性失眠:老年人入睡时间明显延长,一般长于 30 分钟,甚至 1~2 小时还难以入睡。

(2)睡眠维持性失眠:睡眠表浅、容易觉醒或频繁觉醒或长时间觉醒。每晚醒 3~4 次以上,醒后不能再度入睡。

(3)早醒性失眠:比平时醒得早,离晨起时间还有 2 小时或更多时间就觉醒,而且常常醒后不能再入睡。

(4)通宵不眠:整个晚上不能入睡,很可能是将浅睡状态也误认为未睡。

2. 根据失眠时间的长短分类

(1)长期失眠:指持续 1 个月以上的失眠。

(2)短期失眠:指持续几天至 1 个月的失眠。

(3)一过性失眠:指偶尔失眠,持续时间在 1 周以内。

3. 失眠引起的表现 老年人失眠常常会自觉有疲劳感、无精打采、反应迟缓、头痛、全身不适、记忆力不集中,它的最大影响是精神方面的,越怕失眠越难以入睡,形成恶性循环。严重者会导致精神分裂、抑郁症、自主神经功能紊乱等功能性疾病。

二、预防保健措施

【失眠的评估】

失眠是老年人群常见的症状,对于自我评估失眠程度可以采用阿森斯失眠量表(Athens insomnia scale,AIS)进行评估(表8-2)。

对于表中列出的问题,如果在过去1个月内每周至少发生3次在您身上,就请您圈点相应的自我评估结果。共设置8个积分项,分别对入睡情况、睡眠持续情况、睡眠时间、睡眠质量以及日间功能进行评估,单项计分范围0~3分,各项累积总分范围0~24分。

表8-2 阿森斯失眠量表(AIS)

1. 入睡时间(关灯后到睡着的时间)	0:没问题;1:轻微延迟;2:显著延迟;3:延迟严重或没有睡觉
2. 夜间苏醒	0:没问题;1:轻微影响;2:显著影响;3:严重影响或没有睡觉
3. 比期望的时间早醒	0:没问题;1:轻微提早;2:显著提早;3:严重提早或没有睡觉
4. 总睡眠时间	0:足够;1:轻微不足;2:显著不足;3:严重不足或没有睡觉
5. 总睡眠质量(无论睡多长)	0:满意;1:轻微不满;2:显著不满;3:严重不满或没有
6. 白天情绪	0:正常;1:轻微低落;2:显著低落;3:严重低落
7. 白天身体功能(体力精神,如记忆力、认知和注意力等)	0:足够;1:轻微影响;2:显著影响;3:严重影响
8. 白天思睡	0:无思睡;1:轻微思睡;2:显著思睡;3:严重思睡

评分标准:单项计分范围0~3分,各项累积总分范围0~24分。经过测试,答卷总分<4分者无睡眠障碍;总分为4~6分者为可疑失眠;总分在6分以上者为失眠

【保健指导】

一旦出现失眠,首先要从生活方式、饮食、运动与心理方面进行调理,效果不佳方才考虑药物治疗。

1. 定时规律的生活习惯

(1)增加活动:老年人要尽量坚持白天清醒状态,以保证夜间高质量睡眠,避免失眠的产生。每天做适量的运动,平时多参加一些业余活动,或者比较有意义的活动,能够亲近大自然,放松心情。晚饭过后可以出去散散步,不要让大脑处于一个兴奋的状态。

(2)饮食合理:老年人活动量减少,食欲差,饮食缺乏规律性,一定避免晚饭过量。如果晚饭吃得早、吃得少,到了夜间临睡前会感到饥饿,可以晚饭后再吃点水果,或者在临睡前2个小时左右吃上1~2块热量高的小点心,以防止临睡前饥饿感,特别注意睡前不喝咖啡、浓茶、含酒精饮品等影响睡眠的兴奋性饮品。

(3)慎用药物:用于老年人的失眠药多为中长半衰期的苯二氮䓬类衍生物,如硝西泮、艾司唑仑等。应在医生指导下遵医嘱用药,不要突然停药或大剂量用药,以防止引起"反跳"现象。

知识窗

改善失眠的小窍门

人们一失眠,总会想起安眠药,但是安眠药容易让人产生依赖性。俗话说"是药三分毒",所以,可以运用食疗的方法改善失眠:

1. 在白开水中或冷水中,放入一汤匙食醋,饮之,可以促进睡眠。

2. 如果经常失眠,可以用莲子、龙眼、百合配秫米(粟米)熬成粥,帮助入睡。

3. 多吃大蒜 每天晚饭后在睡前吃两瓣大蒜,或者将蒜切成小碎片用水冲服。

4. 多喝小米粥 小米50g煮开,再放入鸡蛋稍煮,可起到养心安神之功,用于心血不足,烦躁失眠。

5. 可以每天泡脚摩擦涌泉穴来改善失眠 将一只脚的脚心放在另一只脚的蹈趾上,做来回摩擦的动作,直到脚心发热,再换另一只脚。

2. 促进睡眠措施

(1)睡前放松:①老年人喜爱看电视,但在晚上不可看得太晚,睡得太迟。②在临睡前最好洗个热水澡或是用热水洗洗脚,可使全身放松易于入睡。③睡前喝杯热牛奶。④睡觉前不要思考问题,带不良情绪上床。⑤睡前用手指梳头、按摩头皮或床上做一些简单放松小运动可预防失眠。

(2)舒适的环境:①调节卧室的光线和温湿度,保证起居室温湿度适宜,无异味、安静。②尽量减少声、光的刺激。③床铺软硬适中、枕头高低舒适、床单平整、被褥松软。④卧室内不放滴答声的闹钟,保持情绪稳定,利于睡眠。

(陈 静)

第五节 腰背痛与腿痛

一、健康问题概述

腰背痛与腿痛是老年群体中发病率极高的健康问题,流行病学研究,发现60%~80%的老年人都曾经或正在经历疼痛的折磨。腰背痛病程长,起病多,绵绵隐痛,反复发作较为多见。腰腿痛是指背腰、腰骶和骶髂部的疼痛,有时伴有下肢感应痛或放射痛。

【发生原因】

1. 生理因素 老年人发生退行性改变,脊柱骨关节病、老年性骨质疏松症、椎间盘退行性变、椎管狭窄症等。

2. 先天性发育不良 脊柱隐性裂、腰椎骶化、骶椎腰化、腰椎滑脱症、髋关节畸形、股骨头先天性发育畸形、膝关节屈曲畸形、脊柱侧弯;扁平足、下肢不等长或臀部肌力不足等。

3. 其他 姿势不良、妊娠、受凉受潮、劳累;过度肥胖、血液疾病、内分泌失调、精神因素等。

【常见表现】

1. 腰背痛 多因不良姿势、受凉、受潮,也可由腰部病变所致。主要表现为腰背部疼痛、酸沉、僵硬,不能久坐,弯腰困难等。

2. 腿痛 老年人患腰腿痛症状较轻时,经过适当的休息后疼痛可减轻,但再遇轻度外伤或感受风寒会使病情复发或加重。表现为下肢疼痛、麻木,膝关节疼痛、上下楼困难等;疼痛放射向大腿后侧、小腿后外侧及脚外踝部,咳嗽时加剧;牵涉踝关节或趾关节疼痛,行走困难。

二、预防保健措施

1. 加强自我保护 如需经常参加重体力劳动应在裤带上加一条宽腰带。锻炼时压腿弯腰的幅度不要太大,否则不但达不到预期目的,还会造成椎间盘突出。运用省力原则,提重物时不要弯腰,尽量靠近重物蹲下,提握过程中保持腰部垂直;提起后尽量让物体贴近身体。

2. 姿势正确 坐位时尽可能保持自然的端坐位,将后背坐直,并保持颈部的挺直。双脚平放于地,使髋关节屈曲呈直角。应坐有靠背的椅子,可在腰后加一软垫,保持腰椎生理弯曲。站立时头平视前方,腰背挺直,挺胸收腹,腰后部稍向前凸。

3. 劳逸结合 老年人不宜久坐久站,运动前先做准备活动。连续伏案 1 小时以上者,最好起身稍稍活动,做一些伸展及转头、转体运动,避免因长期固定于一种姿势而引起腰痛。适度休息,卧床时关节取功能位。

4. 选择合适卧具 宜选用硬板床,在木板床上加一个 5～10cm 厚的床垫最为适宜,以保持脊柱生理弯曲。平时枕头不要太高。可用一软垫,置于后腰,使其保持生理弧度,用一小枕放于膝下,下肢微屈更利于腰背和腿的放松。

5. 防寒保暖 注意避免空调冷风直吹腰背部肌肉,不要睡卧在寒冷潮湿的地上,淋雨后要及时更换衣服,剧烈活动和出汗后不要立即冲冷水澡;冬季的睡床要温暖。

6. 控制体重 肥胖的人往往易于发生腰背痛,不言而喻,是其过分的体重增加了相应肌肉、韧带和骨关节的负担而致。老年人发胖的主要原因是:随着年龄的增长,活动量的减少,使脂肪增加,更重要的是不合理的饮食所造成,所以老年人应控制饮食。另外,老年人要避免缺钙,可以多吃奶制品、虾皮、海带、芝麻酱、豆制品等。

(陈 静)

第六节 跌 倒

一、健康问题概述

跌倒(fall)是指身体的任何部位因失去平衡而意外地触及地面或其他低于平面的物体。我国已进入老龄化社会,每年约有 30% 的 65 岁以上老人发生跌倒,超过 80 岁以上老年人跌倒发生率高达 50%。老年人跌倒发生率高、后果严重,是导致伤残和死亡的重要原因之一,严重威胁着老年人的身心健康、日常活动及独立生活能力,也增加了家庭和社会的负担。

【发生原因】

1. 内在因素

(1)感官功能减退:老年人感觉迟钝、反应变慢,并且往往伴有视力减退,对光的反应和调适能力也下降。当环境突然改变时,无法准确判断台阶和地面的高度,身体失去平衡时不能及时做出适宜的动作,容易发生跌倒。

(2)神经功能减退:中枢神经和周围神经系统的控制能力下降,平衡能力差。肾功能减退,夜尿增多,夜间过多起床造成跌倒。如脑血管意外(脑卒中)、帕金森病、老年痴呆等,容易引起平衡能力下降,造成跌倒。

（3）运动功能减退：老年人关节的弹性降低，关节活动障碍，行动迟缓，步态不稳。腰背、脊柱的劳损退变使脊柱对下肢的重心调整代偿能力下降。

（4）雌激素水平下降：女性绝经后雌激素水平下降，导致骨质疏松和代偿性骨质增生，易引起跌倒，发生率为男性的 2 倍。

（5）病理性因素：体位性低血压、颈椎病、癫痫突然发作、心脑血管疾病突然发生眩晕或晕厥；骨质疏松症引起走路不便；老年痴呆、帕金森病、周期性瘫痪等。

（6）药物因素：使用抗高血压药、抗心律失常药、扩血管药、降糖类等药物可引起疲劳、头晕、血压降低和视力模糊等不良反应，影响机体的平衡能力，导致跌倒。

（7）心理因素：沮丧、抑郁、焦虑、情绪不佳及其导致的与社会的隔离均增加跌倒的危险。另外，害怕跌倒也使行为能力降低，行动受到限制，从而影响步态和平衡能力而增加跌倒的危险。

2. 外在因素

（1）环境因素：更换居住环境，陌生不熟悉；复杂的交通状况；未固定好或高度不合适的的床和座椅；居室地面不平、湿滑或打蜡；照明光线不足使老年人行走时看不清障碍物。

（2）社会因素：独居是跌倒的社会因素，对自身能力过高的估计，对危险性认识不足，或自尊心太强不愿意麻烦别人，事事都亲力亲为而成为跌倒的危险因素。

【常见表现】

1. 损伤 头部损伤、脑膜下出血、骨折、软组织的损伤，包括关节脱位、扭伤、擦破表皮。骨折最常发生的部位是髋关节，其次是肱骨、腕骨、骨盆。

2. 长躺 老年人跌倒后躺在地上起不来，时间超过 1 小时。长躺会引起脱水、压疮、横纹肌溶解、肺炎、体温过低等问题，甚至会导致死亡。

3. 坠床 老年人夜间处于朦胧状态，平衡能力差，对周围环境判断失误，导致从床上跌落。

4. 恐惧 跌倒影响老人的心理和精神状态，会害怕再次跌倒，造成日常活动与社交范围变小。

【跌倒后的紧急处理】

发现老年人跌倒，不要急于扶起，要分情况进行处理：

1. 意识不清者

（1）外伤出血：立即止血、包扎。

（2）呕吐：将头偏向一侧，并清理口、鼻腔呕吐物，保证呼吸通畅。

（3）抽搐：移至平整软地面或身体下垫软物，防止碰、擦伤，必要时牙间垫较硬物，防止舌咬伤，不要硬掰抽搐肢体，防止肌肉、骨骼损伤。

（4）呼吸、心跳停止：应立即进行胸外心脏按压、口对口人工呼吸等急救措施。

（5）如需搬动：保证平稳，尽量平卧。

2. 意识清楚者

（1）询问、判断：老年人跌倒情况及对跌倒过程是否有记忆，如不能记起跌倒过程，可能为晕厥或脑血管意外，应立即护送老年人到医院诊治或拨打急救电话。

（2）判断、求助：观察是否有剧烈头痛或口角歪斜、言语不利、手脚无力等提示脑卒中的情况，如有以上情况，应暂不挪动老年人，立即拨打急救电话，同时注意为其保暖。

（3）外伤、出血：立即止血、包扎并护送老年人到医院进一步处理。

（4）查看伤情：有无肢体疼痛、畸形、关节异常、肢体位置异常等提示骨折情形；有无腰、

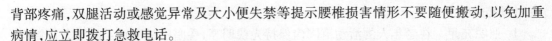

背部疼痛,双腿活动或感觉异常及大小便失禁等提示腰椎损害情形不要随便搬动,以免加重病情,应立即拨打急救电话。

(5)提供帮助:如老年人试图自行站起,可帮助老人缓慢起立,坐、卧休息并观察,确认无碍后方可离开。

(6)平稳搬运:尽量平卧休息。

(7)查找跌倒危险因素:发生跌倒后,老年人均应在家庭成员、邻居或同事陪同下到医院诊治,评估跌倒风险,制订防止措施及方案。

二、预防保健措施

【能力评估】

我国 2011 年发布的"老年人跌倒干预技术指南"中的筛查量表就是针对老年人病史和健康危险因素的评估表。考虑是否和某些疾病有关,应及时检查和治疗(表 8-3)。

表 8-3 老年人跌倒风险评估表

运动	权重	得分	睡眠情况	权重	得分
步态异常/假肢	3		多醒	1	
行走需要辅助设施	3		失眠	1	
行走需要旁人帮助	3		夜游症	1	
跌倒史			用药史		
有跌倒史	2		新药	1	
因跌倒住院	3		心血管药物	1	
精神不稳定状态			降压药	1	
谵妄	3		镇静、催眠药	1	
痴呆	3		戒断药	1	
兴奋/行为异常	2		糖尿病用药	1	
意识恍惚	3		抗癫痫药	1	
自控能力			麻醉药	1	
大便/小便失禁	1		其他	1	
频率增加	1		相关病史		
保留导尿	1		神经科疾病		
感觉障碍			骨质疏松症	1	
视觉受损	1		骨折史	1	
听觉受损	1		低血压	1	
感觉性失语	1		药物/乙醇戒断	1	
其他情况	1		缺氧症	1	
			年龄 80 岁以上	3	

跌倒风险判断标准:得分 1~2 分为低度危险;3~9 分为中度危险;10 分及以上为高度危险

【预防措施】

1. 照明充足 在老年人的活动范围内保持光线明亮,昏暗的过道行走时有人扶持;夜间应在床头备手电或安装夜灯,以方便夜晚行动。

2. 改善环境 室温最好不要低于20℃。室内家具的摆设位置要固定,不要随意搬动,避免绊倒;室内墙壁设置扶手,楼梯和台阶要有双向扶手,阶梯边缘最好加上防滑贴条,避免跌倒。

3. 地板防滑 浴室是最容易湿滑的地方,浴室及洗手间地面应保持干燥,地板应用防滑砖或具有吸水和防滑功能的垫子,可在浴缸底部放置防滑垫。

4. 合适辅具 平衡功能差的老年人要有专人陪护,使用拐杖、助步器及轮椅等辅助。对易坠床的老年人,床旁应加用床档。

5. 设施方便 厕所使用的马桶以带扶手的坐桶为宜。对行动不便的老年人,近距离放置合适的坐便器。

6. 衣物合身 太长或者太宽的衣服裤子、硬塑料或泡沫底的鞋子,都可能造成老年人跌倒。购买合脚的鞋子,鞋底要粗糙、防滑,鞋内不要垫太厚鞋垫,以免影响脚底的感觉。

7. 量力而为 避免做任何使腰背过度用力的动作,也不要攀高,搬重物等。不参加过于剧烈的运动。

【用药指导】

有些药物可能会引起头昏眼花的不良反应,增加跌倒的风险。例如降血压药、镇静剂、安眠药、利尿剂、感冒药、抗组胺药等,服用这些药物时,应提醒老人在服药后多休息,未完全清醒时勿下床活动,活动时放慢脚步。

(陈 静)

第七节 视 觉 障 碍

一、健康问题概述

视觉障碍(visual impairment)是指由于先天或后天原因导致视觉器官(眼球视觉神经、大脑视觉中心)的构造或功能发生部分或全部障碍。与衰老有关的视功能改变主要有老视、视敏度或对比视敏度下降、暗适应能力下降和视野缩小等。60岁以上的老年人中80%患有一种或几种眼病,老年性眼科疾病可加重或促进老年人的视觉障碍。

【发生原因】

1. 生理因素

(1)老视:由于老年人晶状体核逐渐变大、变硬、失去弹性,导致晶状体调节能力减弱,老花眼程度日渐加深。

(2)暗光的适应能力有明显减退:由于老年人瞳孔散大迟缓,视网膜部分功能减弱,表现为急速进入昏暗环境后,不能即刻判断所在位置和方向,使老年人暗光的适应能力有明显减退。

(3)视野缩小:老年期瞳孔括约肌张力相对增强,瞳孔始终处于缩小状态,进入眼内光线减少,随年龄增加视野明显缩小。

2. 病理因素 由于晶状体随年龄增加呈现混浊,常可致老年性白内障、青光眼、老年性黄斑变性等眼病,这些眼病会引起屈光改变、眼底和视神经病变,使老年人的视力明显减退,甚至失明。

【常见表现】

1. 视力减弱 老年人视力常逐渐减弱,随年龄的增加近视力降低的程度较远视力降低更明显。

2. 老视 由于年龄所致的眼生理性调节减弱称为老视。主要表现为:①视近物困难:看清小物体的能力下降,常喜欢将书报放远才能看清;②视觉疲劳:用眼时间稍长,常感觉眼发胀、眼疲劳难忍。

3. 深度视觉下降 分辨远、近物体相对距离的能力下降,有时无法判断距离的远近和深度,易造成行走、上下楼梯和上下台阶时跌倒而发生意外。

4. 暗适应改变 暗适应能力下降,夜间视力较差,对强光特别敏感。

5. 色觉和视野改变 对颜色的分辨力下降,对红、橙、黄色的色觉好于蓝、绿、紫色的色觉。

6. 视野缩小 呈现"管状视野"。

二、预防保健措施

【早期预防】

1. 早期防止老年常见眼病:如老花眼、青光眼、白内障等。积极治疗包括与视觉功能改变有关的全身性慢性疾病和眼科疾病。

2. 避免眼部过劳 建议老年人控制看书、写字、看电视的时间,持续看电脑的时间最好不要超过45分钟。每隔半个小时左右向远处眺望,每隔1~2小时到户外活动一会儿,以缓解眼部疲劳。

3. 眼部保健法

(1)冷水洗眼:每天早晨洗脸时,将双眼浸泡于水中1~2分钟,然后擦洗脸部及眼周围肌肉,洗完后用双手轻轻搓揉眼部20~40次。

(2)经常眨眼:可利用一开一闭的眨眼方式来振奋眼肌,闭眼时停留时间略长一些,同时用双手轻揉眼睑,以增加眼球的湿润度。

(3)热敷眼部:每晚临睡前,用40~50℃的温湿毛巾敷盖在额头和双眼部位,约热敷3~5分钟。

(4)静坐按摩:每日睡醒起身时,端坐,眼睛轻闭,调和气息,使眼部放松,双手示指微弯曲,拇指抵住两侧太阳穴,其余三指呈握拳状,用微弯曲的示指上侧缘从内眼沿上眼眶向外眼角反复按摩,闭眼片刻,忽然大睁。重复3遍。

(5)手掌遮盖:这是一种直接松弛眼睛的方法,做法是:双眼半闭,用搓热的双手掌心遮住双眼,下半部放在颧骨上,手指位于额上。这时,眼前可能呈出各种舒适的视觉记忆,此有助于使已经疲劳的眼睛得到休息。

4. 保护视力 在光线强烈的户外活动时,老年人需戴深色眼镜及遮阳物品。老年人不宜在光暗、卧床、行走、乘车等不适宜的条件下阅读。老年人的阅读材料要印刷清晰、字体较大,如书本、麻将或扑克牌、商品标示、电话按钮等,阅读材料最好用淡黄色的纸张,避免用蓝、绿、紫色背景。

5. 定期检查 对于年龄在 65 岁以上、身体健康且近期无自觉视力减退的老年人,应每年进行 1 次眼科检查;患糖尿病、心血管疾病的老年人应每半年检查 1 次;近期自觉视力减退或眼球胀痛伴头痛者,应及时作相关视力检查。

【保健指导】

1. 饮食指导

(1)增加维生素的摄入:维生素对眼睛角膜的生长发育、视网膜功能等都有好处。富含维生素 C 的食物有菠菜、青椒、青瓜、小白菜、马铃薯、油菜、椰菜、草莓、梨、柑橘、鲜枣等;富含维生素 B 的食物有小麦胚芽、海苔、香菇、海带、大豆、黄豆、动物肝脏等;富含维生素 E 的食物有鳗鱼、芝麻、核桃、小麦胚芽油、植物油、松子仁等。

(2)健康饮食:为预防起见,应低脂饮食,少吃油腻煎炸的食物。油炸、烘烤、黏滞难以消化的食品,会助湿生热化痰。另外,尽量少食助火升阳的食物,如辣椒、大蒜、牛、公鸡、鹅鸭、狗肉、虾、螃蟹、鲤鱼等。

2. 居室环境指导

(1)室内光线:室内阳光要充足,但应避免直接的灯光和刺眼的强光。在老年人阅读或经常活动地方要提供适当照明,晚上在卧室、通道及浴室内留夜间照明设备。在室内摆放一些绿萝、吊兰、仙人掌等防辐射的植物,保护眼睛。

(2)物品放置:老年人生活环境中的物品放置要相对固定,使用的物品应简单、特征性强,物品放置要有序。眼镜、放大镜、台灯等应放在老年人易于拿取的地方。

3. 滴眼剂使用指导 使用滴眼剂前应检查有无混浊、沉淀,是否超过有效期。正确的滴眼剂使用方法是:洗净双手,用示指和拇指分开眼睑,眼睛向上看,将滴眼剂滴存下穹隆内,闭眼,再用示指和拇指提起上眼睑,使滴眼剂均匀地分布在整个结膜腔内。滴药时注意滴管不可触及角膜。

4. 中药指导 适当摄取滋补视力的药物,如肝肾阴虚者可服用杞菊地黄丸,有补益肝肾、益精明目作用;脾虚气弱者服用补中益气丸,能补脾益气明目;而阴虚阳亢者则可服用石斛夜光丸以滋阴明目、平肝息风。上述丸药每次服用 10g,每日 2 次,口服,饭后 2 小时温开水送服,3 个月为 1 个疗程,停药 1 个月再继续下一疗程。

5. 心理疏导 由于视力减退,影响老年人看电视、书报,继而使老年人日常生活能力下降,社交活动减少,可能出现孤独、沮丧等改变,应指导家属理解老年人,加强有效沟通和交流,缓解消极情绪。

(刘 伟)

第八节 听力障碍

老年人听力障碍(hearing impairment)是指随着年龄增长逐渐发生的进行性听力减弱,或其他外在因素造成听觉器官加速老化所致。老年性听力障碍发生的年龄大约从 50 岁开始,有资料指出 50～65 岁的年龄层中,1/4 的人开始出现轻微的听力障碍,过了 65 岁,大约有 1/3 的人听力会越来越差,85 岁以上的人则一半以上会出现听力方面的问题。

一、健康问题概述

【发生原因】

1. 生理因素　老年人全身组织趋于退化,因此内耳和听神经也发生退行性改变。另外,中枢神经发生萎缩,也可导致老年性听力障碍。

2. 疾病因素

（1）老年人易患动脉硬化、高血压、高血脂等,使内听动脉血管也发生硬化。供应内耳的血液和氧气减少,引起听神经的组织变性,听力便会下降。

（2）高血压、糖尿病、甲状腺功能低下的病人听力障碍出现早、发展快。

3. 营养因素　长期进食高脂肪、高盐、高糖的食物,容易导致老年性疾病及相应的老年性耳聋。另外,老年人耳蜗血运中锌含量下降,也是听力下降的因素之一。

4. 药物因素　老年人对耳毒性药物作用敏感,尤其是对耳毒性的抗生素（氨基糖苷类、抗真菌药等）敏感,易造成内耳损伤,听力会越来越差。

5. 其他因素

（1）噪声影响:老年人长期在噪声环境里生活,噪声如果高于 $60 \sim 70dB$,就会对耳朵的毛细胞造成损伤,从而影响听力。

（2）吸烟危害:烟中的二氧化硫、尼古丁、煤焦油会刺激内耳听动脉,使之痉挛、缺血、缺氧,造成耳蜗毛细胞变性、退化,听力下降。

（3）紧张疲劳:老年人长期处于精神高度紧张,以及在身体疲劳状态时均易使耳鸣加重。

（4）耵聍（俗称耳屎）阻塞:耵聍阻塞容易造成耳朵发炎及受伤,也会影响听觉。

【常见表现】

老年人出现说话习惯改变,如大声说话或希望别人大声说话、经常要求重复讲述、在人群中减少说话或不参与谈话等,应及时观察老年人的听力。老年人听力障碍有以下几个特点:

1. 听力下降　表现为 60 岁以上出现原因不明的双侧、对称性、进行性听力下降,高频听力减退比低频明显,听人说话喜慢喜静。

2. 常有耳鸣　常为高频,开始时为间歇性,在夜深人静时出现。以后渐变为持续性,白天也可听见。耳鸣常始于 $30 \sim 40$ 岁,其出现率随年龄而渐增,60 ~ 70 岁时达到顶点,此后即迅速下降。

3. 重听现象　表现为低音听不见而高音又感觉刺耳难受。

4. 音素衰退　语言分辨率与纯音听力不成比例,即称"音素衰退"。多数情况下纯音听力减退不及语言听力严重,语言理解力下降,常出现"打岔"现象,年龄越大此种现象越明显。

二、预防保健措施

【早期预防】

1. 积极治疗相关慢性病　指导老年人早期、积极治疗慢性疾病如高血压、冠心病、动脉硬化、高脂血症、糖尿病,减缓对血管的损伤。

2. 避免噪声　噪声会使本来开始衰退的听觉更容易疲劳。老人在听音乐、看电视及戴耳机听音乐时不宜把音量放得太大,一般放在 85dB 左右即可。

3. **耳部卫生** 如果随便掏耳朵,就会对外耳道造成损伤、感染或发炎,甚至会破坏鼓膜,导致听力下降。

4. **避免服用具有耳毒性的药物** 在必须使用时要严格按照医嘱,尽量使用耳毒性低的药物。用药剂量不可大,时间不可长,并加强观察药物的不良反应。

5. **定期检查** 老年人一旦发觉耳鸣或听力下降,就要到专门的耳鼻喉科门诊进行听力检查,尽早发现和治疗,从而降低老年性耳聋的发病率。

【保健指导】

1. **生活指导**

(1)建立健康的生活方式:生活方面要安排老年人在一个比较安静、舒适的环境中生活。做到起居定时,经常参加适合老年人的体育活动,如郊游、散步、打太极拳、练气功等,促进全身血液循环,改善内耳器官的代谢。

(2)创造有助于交流的环境:为老年人家中电话听筒、门铃加增音装置,门铃应与室内灯相连接,使老年人能及时应门,帮助其把需要解释和说明的事记录下来,使因听力下降引起的交流障碍影响减至最小。

(3)选戴助听器:经专业人员测试后根据老年人的要求和经济情况选戴助听器。应教会老年人如何将助听器装置塞入耳内、正确使用各种开关和安装、置换电池的方法。告知老年人配戴助听器有 3~5 个月的适应过程,并应进行对话训练。

2. **饮食指导** 清淡饮食能减少外源性脂肪的摄入,尤其要注意减少动物性脂肪的摄入。多吃富含维生素 C、维生素 E 的蔬菜、硬干果;少吃高脂肪、高胆固醇、过甜、过咸食品。老年人应戒除烟酒,因为烟酒对听神经都有毒害作用,使小血管痉挛、血流缓慢、黏度增加,造成内耳供血不足,从而促发耳聋。

3. **按摩耳部** 教会老年人局部按摩,用手掌和手指按压耳朵,环揉耳屏,每日 3~4 次,以增加耳膜活动,促进局部血液循环,防止听力下降。

4. **心理指导** 由于缺乏与人交往,他们的性格变得越来越孤僻、古怪,身心受到一定影响,指导与老年人最亲密者多与老年人交谈,让老年人的情绪得到宣泄。交谈应在安静的环境中进行,交谈前先正面进入老年人的视线,轻拍老年人以引起注意。对老年人说话要清楚且慢,不要高声喊叫,使用短句表达意思。

（刘 伟）

第九节 皮 肤 瘙 痒

一、健康问题概述

老年皮肤瘙痒症指只有皮肤瘙痒而无原发性皮肤损害的常见皮肤症状。老年人皮肤大都萎缩变薄、干燥汗少、缺乏皮脂润滑,而且易受周围环境冷热变化的刺激,诱发瘙痒。皮肤瘙痒症在我国老年人口中,患病率达 10% 以上,不仅和老年人的生理变化有关,而且与许多系统疾病有关,是一些疾病发出的信号,需要引起重视。

【发生原因】

1. **病理性因素** 常为许多全身性疾病的伴发或首发症状。

(1)真菌或细菌感染:是皮肤瘙痒最常见、最直接的发生原因。

（2）内分泌紊乱：如甲状腺功能亢进的病人，由于皮肤的血液循环加快，皮肤温度增高，导致皮肤发痒，尤其睡觉后瘙痒更剧。糖尿病病人由于血糖增高，身体防御病菌的能力降低，易感染，也导致皮肤瘙痒。

（3）中枢神经系统疾病：神经衰弱、大脑动脉硬化的病人，常发生阵发性瘙痒；脑瘤病人当病变浸润到脑室底部时，也常引起剧烈而持久的瘙痒，且这种瘙痒仅限于鼻孔部位。

（4）淋巴系统肿瘤：如蕈样肉芽肿、霍奇金淋巴瘤等或骨髓增生疾病者，常伴有全身性瘙痒。

2. 诱发因素

（1）精神紧张：过度紧张、兴奋、忧郁、疲劳、焦虑、急躁以及生活环境的改变，皆可能是神经性皮炎的诱因。

（2）温度升高：皮肤温度的升高或皮脂腺分泌减少，以及细胞内成分的变化，都可能引起皮肤瘙痒。

（3）气候变化：除潮湿天气外，冬季气候寒冷干燥，人体皮肤也变得干涩粗糙，甚至表皮脱落，也容易使皮内神经末梢受刺激而发痒。

（4）过敏反应：因食物、药物、虫毒或其他物质过敏，如花粉过敏或接触过敏原，多发于过敏体质者。

（5）皮肤刺激：使用外用药物或碱性强的肥皂以及病人皮肤的皮脂腺与汗腺分泌功能减退致皮肤干燥等有关。

【常见表现】

1. 老年性瘙痒症常以躯干最痒。全身性原发者，最初仅局限于一处，逐渐扩展至身体大部或全身。局限性者，发生于身体的某一部位，以肛门、阴囊及女阴等处多见。

2. 无原发性皮炎，由于搔抓可引起皮肤上出现抓痕、丘疹、血痂、色素沉着、湿疹样变及苔藓变样，造成皮肤继发性损害。

3. 阵发性剧烈瘙痒，瘙痒发作常有定时的特点，尤以夜间为重，严重者呈持续性瘙痒伴阵发性加剧，饮酒、咖啡、茶、情绪变化、辛辣饮食刺激、机械性搔抓、温暖被褥、甚至某种暗示都能促使瘙痒的发作和加重。有时伴有烧灼、虫爬及蚁行等感觉。

二、预防保健措施

【早期预防】

1. 积极治疗疾病　如糖尿病、尿毒症、胆结石、脑瘤和感染等。

2. 去除诱发因素　避免暑热、寒冷刺激；避免接触过敏原，如食物、药物、虫毒、花粉等。

3. 科学预防　注意洗澡不能过于频繁，不滥用强刺激的外涂药物。

4. 调整心态　情绪激动、精神紧张会加重瘙痒，应避免烦躁和焦虑不安，树立信心。

【保健指导】

1. 良好生活习惯　早起早睡，适当锻炼，及时增减衣服，避免冷热刺激。

2. 科学洗澡　有瘙痒者注意洗澡时间不宜超过15分钟，次数适当减少。在洗澡的时候用35～40℃的温水即可，浴后全身涂抹润肤乳液。洗浴时不能用力搓洗和使用碱性大的肥皂，以免刺激皮肤加重病情。

3. 要勤换内衣内裤　内衣以纯棉织品为宜，应宽松舒适，避免化纤织物与皮肤发生摩擦。

4. 饮食营养均衡 老年人消化、吸收功能差,应以清淡平和为宜,对于各种刺激性食物、饮料、嗜好品也要妥善选择,尽量不用或少用烟、酒、浓茶、辛辣食物,多吃牛奶、蛋类、瘦肉、豆制品及新鲜蔬菜和水果,也可适量补充维生素 C、维生素 B 及维生素 E 等,还要适量喝水,以补充体内水分,不宜食虾蟹海鲜,以防瘙痒症发生。

5. 保持大便通畅 便秘是瘙痒症发生的常见原因之一,也是加重瘙痒的诱因。应适当锻炼,增加运动,保持大便通畅,将体内积蓄的有毒物质及时排出。

6. 用药要慎重 不适当的外用药常刺激皮肤,加剧瘙痒。可用炉甘石洗剂、止痒水及激素类软膏,或适当服用抗过敏药物,如西替利嗪、氯雷他定等。

7. 避免搔抓 瘙痒难忍时用指腹按摩代替抓痒,以减轻痒感;否则引起皮肤损害而导致化脓性感染。

8. 情志方面 培养兴趣爱好,转移不良情绪,消除紧张、兴奋、忧郁、疲劳、焦虑等对老年人的负面影响。

(陈 静)

 护考模拟题

1. 老年人出现食欲缺乏时,保健指导中不妥的一项是
   A. 避免吸烟酗酒
   B. 适量运动
   C. 科学地加工烹调食物
   D. 保证营养,高蛋白、高脂肪食物
   E. 在医生指导下服用药物补锌

2. 预防和改变老年人便秘症状的保健措施中错误的是
   A. 合理调整饮食
   B. 改变生活方式,养成良好排便习惯
   C. 只要发生便秘即可实施灌肠术,解除痛苦
   D. 适当运动,锻炼身体
   E. 正确应用药物

3. 下列不是引起便秘的原因的是
   A. 消化功能减退   B. 吃的食物过于精细
   C. 紧张   D. 运动量小
   E. 环境改变

4. 下列不是尿失禁的原因的是
   A. 生小孩胎次多   B. 尿道括约肌损伤
   C. 每天饮水量超过 3000ml
   D. 膀胱炎   E. 长期憋尿

5. 尿失禁的预防保健措施中不包含
   A. 少量饮水   B. 避免感染
   C. 饮食清淡   D. 避免负重

E. 提肛训练

6. **未按**失眠类型中表现形式来分的是
   A. 短期性失眠　　　　　　　　　B. 睡眠维持性失眠
   C. 入睡性失眠　　　　　　　　　D. 早醒性失眠
   E. 通宵不眠

7. 促进睡眠措施中**不妥**的是
   A. 热水泡脚　　　　　　　　　　B. 喝杯热牛奶
   C. 听轻音乐　　　　　　　　　　D. 灯光要暗
   E. 睡前跑步

8. 老年人腰背痛、腿痛的预防保健措施中**错误**的是
   A. 避免长时间弯腰,防止过度劳累
   B. 提重物时可弯腰,尽量靠近重物提取
   C. 防止风寒、潮湿的侵袭,做好保暖
   D. 经常锻炼身体,注意劳逸结合
   E. 卧床休息,宜选用硬板床

9. 腰背痛常见的表现是
   A. 不能久坐　　　　　　　　　　B. 酸痛
   C. 僵硬　　　　　　　　　　　　D. 上下楼困难
   E. 弯腰困难

10. 对于跌倒后意识不清者,应立即拨打急救电话,同时实施救助。下列救护措施**不当**的是
    A. 对有外伤、出血者,立即止血、包扎
    B. 有呕吐时将头偏向一侧,并清理口、鼻腔呕吐物,保证呼吸通畅
    C. 有抽搐发生时,牙间垫较硬物,防止舌咬伤
    D. 如遇到呼吸、心跳停止时,应立即进行实施心肺复苏术急救
    E. 遇到意识不清者,应立即扶起老年人,抓紧时间背到医院治疗

11. 针对老年人跌倒的情况,采取的预防措施有
    A. 地板防滑　　　　　　　　　　B. 照明光线充足
    C. 辅助设施齐全　　　　　　　　D. 衣裤合身
    E. 以上都是

12. 老年人如果在视力下降的同时,伴有头痛恶心、呕吐、虹视等,可能是患上了
    A. 青光眼　　　　　　　　　　　B. 玻璃体浑浊
    C. 白内障　　　　　　　　　　　D. 老年性黄斑变性
    E. 老年远视

13. 老年性听力障碍的饮食指导内容**不正确**的是
    A. 多吃有活血作用的食物
    B. 多吃富含维生素 C、维生素 E 的蔬菜
    C. 多吃一些含有锌的食物
    D. 少吃高脂肪、高胆固醇的食物
    E. 多吃植物蛋白性食物

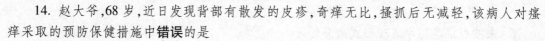

14. 赵大爷,68岁,近日发现背部有散发的皮疹,奇痒无比,搔抓后无减轻,该病人对瘙痒采取的预防保健措施中**错误**的是

A. 避免搔抓   B. 注意卫生,勤洗澡

C. 保持大便通畅   D. 勤换内衣

E. 少吃辛辣食物

第九章 老年人常见疾病的预防保健

学习目标

1. 具有良好的职业道德、法律意识和医疗安全意识,以人为本,尊重、关爱老年人。
2. 掌握老年人常见疾病的病因及保健指导方法。
3. 熟悉老年人常见疾病的临床表现。
4. 了解老年人常见疾病的发病机制及辅助检查。
5. 能运用疾病的预防保健指导方法对老年人开展健康指导。

工作情景与任务

导入情景:

　　冯大爷,男,70 岁,于 11 月 20 日凌晨 4:00 以脑梗死收入院。入院后病人呈浅昏迷状态,静脉滴注 20% 甘露醇后,今晨病人意识清楚,言语不清,饮水呛咳。查体:左侧上下肢体肌力 0 级,偏深感觉障碍,混合性失语,吞咽困难,高热 39.2℃。听诊两肺痰鸣音明显,偶闻水泡音,理化检查:CT 扫描:左侧额顶叶大面积脑梗死,血糖 7.8mmol/L。既往史:糖尿病史5 年,2 年前曾有过短暂性脑缺血发作病史。

工作任务:

1. 正确列出老年人脑血管疾病的发病原因。
2. 对冯大爷及家属开展正确的脑血管疾病知识指导。
3. 对冯大爷及家属开展正确的脑血管疾病的生活、饮食及用药指导。

　　随着科学技术发展,我国已步入了老龄化社会,由心理、社会、生物学因素引发的老年疾病逐年增高,因老化引起的老年高发疾病是威胁老年人生存和生活质量的重要问题,为此,做好老年人疾病的预防保健,提高老年人身心健康,改善其生存质量,具有重要意义。

第一节　上呼吸道感染

一、疾病概述

上呼吸道感染是鼻腔、咽或咽喉部急性炎症的总称。老年人细胞及器官功能呈衰老状态,使机体或呼吸道局部防御能力降低,细菌、病毒在呼吸道可迅速繁殖,导致呼吸道感染。

【病因与发病机制】

1. 病因　上呼吸道感染约有70%~80%由病毒引起,包括鼻病毒、副流感病毒、埃可病毒、柯萨奇病毒、呼吸道合胞病毒、腺病毒及流感病毒甲、乙、丙型等。细菌感染可直接感染或继发于病毒感染之后,以溶血性链球菌最为常见,其次为肺炎球菌、葡萄球菌、流感嗜血杆菌或革兰氏阴性细菌。

2. 发病机制　各种导致全身或呼吸道局部防御功能降低的原因,如受凉、淋雨、气候突变、过度疲劳等可使原已存在于上呼吸道的或从外界侵入的病毒或细菌迅速繁殖,导致鼻腔和咽部黏膜充血、水肿、炎性渗出,从而诱发本病。老幼体弱,免疫功能低下或患有慢性呼吸道疾病的病人易感。

【临床表现】

1. 普通上呼吸道感染　俗称"伤风",以鼻咽部炎症为主,出现打喷嚏、鼻塞、流涕,可伴有咽喉痛。病情较重者可出现畏寒、发热、乏力等全身不适,并发急性细菌性支气管炎和支气管肺炎时,其临床表现与一般支气管炎和支气管肺炎相似。老年人上呼吸道感染往往以乏力等全身症状为主,但高热、寒战等较少见。体检可见鼻腔黏膜及咽部充血、水肿。

2. 急性病毒性咽炎和喉炎　急性病毒性咽炎表现为咽部发痒及不适,继发细菌感染,可出现吞咽疼痛;急性喉炎表现为咽痛、声音嘶哑及说话困难,可伴有发热、咳嗽,有时出现喉喘息声。体检可见咽喉部充血、水肿,颌下淋巴结肿大、触痛。

3. 细菌性咽扁桃体炎　多由溶血性链球菌引起,起病急,咽痛明显,有畏寒、发热,体温可达39℃以上。体检可见咽部充血明显,扁桃体红肿,表面有脓性分泌物,颌下淋巴结肿大、压痛。

【辅助检查】

1. 病毒感染　白细胞计数正常或偏低,淋巴细胞比例升高。

2. 细菌感染　白细胞计数常增多,有中性粒细胞增多和核左移现象。

【治疗原则】

目前尚无特效抗病毒药物,治疗原则以对症处理为主。同时保持室内空气流通、多饮水、适当休息,并注意防止继发细菌感染。

1. 对症治疗　盐酸伪麻黄碱滴鼻以减轻鼻部充血,必要时可应用解热镇痛类药物。

2. 病因治疗

(1)抗病毒药物:病情较轻者,一般不需应用。必要时可选用抑制病毒的药物,有利于缩短病程。

(2)抗菌药物:一般不需应用,有细菌感染者可根据当地流行病学情况和临床经验选用敏感的抗菌药物。

3. 中药治疗　可选用具有清热解毒和抗病毒作用的中药或中成药,以利于改善症状和缩短病程。

二、保健指导

【疾病知识介绍】

向老年人及家属介绍上呼吸道感染的基本知识,特别是老年人上呼吸道感染的特点,强调预防的重要性。

【早期预防】

1. 合理作息　保证充足的休息时间,提高睡眠质量,增进机体对感染的抵抗能力。

2. 锻炼身体　注意选择适当的运动来锻炼身体、增强体质,增加营养。

3. 保持良好生活习惯　纠正吸烟等不良习惯,避免过度劳累、淋雨受凉、酗酒等诱发因素,可减少感染的机会。

4. 保持良好的生活环境　居室应定时开窗通风,保持空气流通新鲜。

5. 提高机体免疫力　对过于体弱、脾切除等免疫功能减退,以及有糖尿病、慢性肺疾病、慢性肝病等病人,可注射疫苗以提高机体免疫力,预防感染。

【用药指导】

1. 老年人一旦出现流涕、打喷嚏、咳嗽、发热等上呼吸道感染症状,要多喝水、多休息,早期可适当服用抗病毒药物和预防流行性感冒类药物,如板蓝根、利巴韦林等。

2. 应在医生指导下合理应用抗感染药物,病情缓解后则要及时停药。不要滥用抗生素,不要将抗生素作为预防用药或长期服用,以免出现耐药性或其他病菌感染。

3. 遵医嘱按时服药,不可自行增减药量或停药,出现异常情况应及时就诊。

【饮食指导】

1. 老年人宜摄入高热量、优质蛋白质、高维生素、水分充足、易消化的食物,注意荤素搭配。

2. 由于老年人味蕾出现退化,在食物的口味上要注意多尊重老年人的意愿。鼓励老年人适当多饮水,以补充发热、出汗、呼吸急促所丢失的水分。

【生活指导】

1. 良好生活环境　生活休息环境整洁、舒适、安静,保持适宜的湿度和温度,经常开窗通风,使室内空气新鲜、洁净。

2. 熏蒸食醋　室内可用食醋 5～10ml/m³ 加等量水稀释,关闭门窗加热熏蒸,每日1次,连用3次。

3. 注意个人卫生　勤洗手,保持口腔清洁,经常用清水或淡盐水漱口,注意牙刷清洁,每三个月更换一把牙刷;高热病人出汗过多时,应勤换洗内衣、内裤,经常用温水擦洗。

4. 耐寒锻炼　坚持冷水洗脸和晚饭后大步走至少30分钟,增强机体耐寒与抗病能力。

5. 合理作息　保证充足的睡眠,避免经常熬夜、过度劳累。

6. 稳定情绪　保持乐观、积极的良好心态。

(彭斌莎)

第二节 慢性阻塞性肺疾病

一、疾病概述

慢性阻塞性肺疾病(chronic obstructive pulmonary disease,COPD)是一组具有气流受限为特征的肺部疾病,气流受限不完全可逆,呈进行性发展,但是可以预防和治疗的疾病。COPD主要累及肺部,也可以引起肺外各器官的损害,是老年人呼吸系统的常见病和多发病,在全球范围内有逐年增加的趋势,发病人数多,死亡率较高。

【病因与发病机制】

1. 病因　慢性支气管炎是导致阻塞性肺气肿,进而发展成 COPD 最主要的因素,所有引起慢性支气管炎的各种因素,如吸烟、大气污染及刺激性物质和职业粉尘长期吸入、细菌和病毒感染、过敏、遗传因素等,均可导致阻塞性肺气肿和 COPD,其中吸烟是主要因素。

2. 发病机制　确切的发病机制尚不确切。目前比较受重视的蛋白酶-抗蛋白酶失衡学说认为 α_1-抗蛋白酶缺乏,易导致肺组织弹力纤维破坏,形成肺气肿;另外,吸烟等因素可促使氧自由基产生增多,导致肺组织细胞功能障碍或细胞死亡,最终发展为 COPD。

【临床表现】

在慢性支气管炎咳嗽、咳痰、喘息等症状的基础上,出现逐渐加重的呼吸困难是 COPD 的标志性症状。病情早期和稳定期,一般无明显呼吸困难,仅在体力劳动或上楼时出现,逐渐发展为平地活动、甚至静息时也感气急。早期无明显体征,随着病情发展出现桶状胸、呼吸运动减弱、语颤减弱、肺部叩诊过清音、心浊音界缩小,听诊呼吸音减弱;晚期,颈、肩部辅助呼吸肌参与呼吸运动,表现为身体前倾、口唇发绀等。合并呼吸道感染时,出现急性加重,咳嗽、咳痰频繁剧烈,通气障碍明显。

【辅助检查】

1. 肺功能检查　肺总量、功能残气量、残气量增加,肺活量减低。

2. X 线胸部检查　显示肋间隙增宽、肺纹理增粗、两肺野透亮度增高。

【治疗原则】

防止反复发作,减缓或阻止肺功能下降,改善症状和活动能力,提高生活质量。

二、保健指导

【疾病知识介绍】

向老年人及家属介绍 COPD 的相关知识,指导老年人防寒保暖,防止呼吸道感染。

【早期预防】

1. 改善环境卫生　注意居室卫生整洁,定时开窗通风,保持空气流通新鲜;加强自我保护,避免烟雾、粉尘和刺激性气体。

2. 避免不良生活习惯　教育和劝导老年人戒烟,戒烟能减轻咳嗽、咳痰,安排与戒烟成功者交流经验,树立戒烟的决心和信心,与老年人及家属共同制订戒烟计划,家属督促执行。告知戒烟期间应多饮水,以排除体内积蓄的尼古丁。

3. 参加户外活动　鼓励参加文体活动或外出旅游,可有效的延缓 COPD 的进展速度,提高生活质量,延长寿命。

4. 注意保暖 根据天气变化适时添减衣物,避免受凉。

【用药指导】

指导合理用药和自我监测病情,如气促、咳嗽、咳痰等症状明显或出现并发症表现时,要及时就医,以防病情恶化。

1. 合理使用抗生素 抗生素的应用是治疗 COPD 急性加重期的主要措施,用药后注意观察体温是否下降,咳嗽、咳痰是否减轻或消失,痰的颜色是否转白。

2. 支气管扩张剂的应用 支气管扩张剂是治疗 COPD 的重要药物。应遵医嘱选用剂量及类型,家庭常备,并掌握正确使用方法。

3. 祛痰止咳药物应用 出现咳嗽、咳痰时不要盲目使用镇咳药,应避免应用强力镇咳药诱发痰液潴留而加重病原微生物感染和增加气道阻力。遵医嘱使用药物后应观察痰液是否变稀,容易咳出。

4. 监测药物不良反应 如茶碱类有恶心等胃肠道不良反应;抗胆碱药可有口干、口苦的反应;大剂量 β_2 受体兴奋剂可引起心动过速、心律失常,长期使用可发生肌肉震颤;糖皮质激素可引起老年人高血压、白内障、糖尿病、骨质疏松及继发感染等。

【氧疗指导】

1. 坚持氧疗 坚持长期家庭氧疗,纠正低氧血症,有利于提高生活质量。长期家庭氧疗指征:①$PaO_2 \leq 55mmHg$ 或 $SaO_2 \leq 88\%$,有或无高碳酸血症。②PaO_2 为 55 ~ 66mmHg 或 $SaO_2 < 88\%$,并有肺动脉高压、心力衰竭所致的水肿或红细胞增多症。

2. 吸氧流量与时间 氧流量 1.0 ~ 2.0L/min,吸氧时间 >15h/d,目的是使病人在静息状态下 $PaO_2 \geq 60mmHg$ 和(或)SaO_2 升至 90%。

【饮食指导】

1. 宣传足够营养的重要性。摄取口味适合的食物,布置适宜的进餐环境,进食时取半卧位或坐位,以利吞咽。

2. 饮食要以高热量、高蛋白、高维生素的易消化食物为主,避免胀气食物和油腻、辛辣等刺激性食物。

3. 根据老年人的特点强调少量多餐、细嚼慢咽,餐后 2 小时避免平卧,饭前、饭后及进餐时限制液体摄入量,以免出现上腹饱胀而引起呼吸不畅。

4. 鼓励平时多饮水,每日饮水 1500ml 以上,有助于呼吸道黏膜的湿润和病变黏膜的修复,利于痰液稀释和排出。

【生活指导】

1. 改变不良生活方式 做到生活规律,劳逸结合,保证充足睡眠。

2. 良好的居室环境 提供整洁、舒适、安静的环境,经常开窗通风,保持室内空气新鲜、洁净,每日通风 2 次,每次 15 ~ 20 分钟。保持适宜的温度和湿度,必要时地面洒水。

3. 防寒保暖 在寒冷季节或气候骤变时,注意保暖,防止受凉感冒,预防上呼吸道感染。

4. 局部清洁 注意口腔、皮肤清洁,勤洗漱。

5. 注意排痰 痰多者尽量将痰液咳出,尤其是清晨,不要害怕咳嗽。

6. 体育锻炼 可根据自己体质状况,有计划地进行锻炼,如散步、慢跑、太极拳等,须循序渐进,以运动后不感疲劳为宜,避免过劳引起呼吸困难。

7. 提高适应力 用冷水洗脸,进行适度的耐寒锻炼,提高身体适应外界气候变化能力,改善气道营养,防止 COPD 的发作。

8. 呼吸功能锻炼

呼吸功能锻炼是老年 COPD 病人一项重要的康复治疗措施,指导老年 COPD 病人在恢复期、出院前进行缩唇呼吸、腹式呼吸训练,每日训练 3~4 次,每次重复 8~10 个。

(1)缩唇呼吸:缩唇呼吸的技巧是通过缩唇形成的微弱阻力来延长呼气时间,增加气道压力,延缓气道塌陷。病人闭嘴经鼻吸气,然后通过缩唇(吹口哨样)缓慢呼气,同时收缩腹部,吸气与呼气时间比为 1:2 或 1:3。

(2)腹式呼吸:病人可取立位、平卧位或半卧位,两手分别放于前胸部和上腹部。用鼻缓慢吸气时,膈肌最大程度下降,腹肌松弛,腹部凸出,手感到腹部向上抬起。呼气时用口呼出,腹肌收缩,膈肌松弛,膈肌随腹腔内压增加而上抬,推动肺部气体排出,手感到腹部下降。

【心理指导】

老年 COPD 病人因长期患病卧床,参与社会活动少,易形成焦虑、悲观、失望、孤独和压抑的心理状态,应多与之沟通,关爱、体贴、鼓励病人,鼓励勇于面对疾病,增强战胜疾病的信心。同时与家属相互协作,指导老年人与人互动的技巧,鼓励参加各种团体活动,发展个人的社交网络,情绪的改善和社交活动的增加可有效改进睡眠的质与量。

(彭斌莎)

第三节 老年高血压

一、疾病概述

老年高血压(elderly hypertrndion)是指年龄在 60 岁以上,在未使用降压药的情况下,血压持续或非同日 3 次以上超过高血压的诊断标准者。我国采用的高血压诊断标准见表 9-1。据统计,60 岁以上的老年人群高血压患病率为 40% ,65 岁以上为 49%~57% ,80 岁以上为 65.6% 。

表 9-1 血压的分级标准(2005 年中国高血压防治指南)

分类	收缩压(mmHg)	舒张压(mmHg)
正常血压	<120	<80
正常高值	120~139	80~89
高血压	≥140	≥90
1 级高血压	140~159	90~99
2 级高血压	160~179	100~109
3 级高血压	≥180	≥110
单纯收缩期高血压	≥140	<90

注:1. 该标准适用于任何年龄的成年人。

2. 当收缩压和舒张压属于不同分级时,以较高级别作为标准。

【病因与发病机制】

1. 病因 老年高血压主要的原因是外周血管阻力增加,其他如遗传、肥胖、糖尿病、长期高度紧张,以及摄入钠盐过多、饮酒、吸烟等不良生活习惯也是血压升高的危险因素。

2. 发病机制 动脉粥样硬化使血管扩张性下降,老年人的动脉血管对交感神经系统收缩

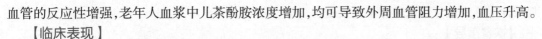

血管的反应性增强,老年人血浆中儿茶酚胺浓度增加,均可导致外周血管阻力增加,血压升高。

【临床表现】

老年高血压主要表现为单纯收缩期血压升高为主、血压波动大、易发生直立性低血压,并发症多。早期多无明显症状,一般出现头晕、头痛、烦躁、失眠、耳鸣、心悸等症状;晚期,往往因长期、广泛的动脉粥样硬化,容易出现因心、脑、肾等重要器官损害所引起的继发症状。

【辅助检查】

1. 实验室检查 尿常规、肾功能、血糖、血电解质检查,有助于发现相关危险因素,了解高血压对靶器官的损害程度。

2. 24 小时动态血压监测 有助于判断血压升高严重程度、规律,指导降压治疗及评价。

3. 眼底检查 有助于了解血压升高严重程度。

4. 心电图及超声心动图检查 了解有无心室肥大、室壁增厚、劳损及程度等情况。

【治疗原则】

老年人高血压治疗的原则是降低外周阻力,提高心排血量,保护肾功能,同时将血压调整至适宜水平,最大限度避免和降低心脑血管病变的发生,提高生活质量。

二、保健指导

【疾病知识介绍】

1. 疾病宣讲 向老年人及家属介绍与高血压有关的知识,解释高血压的危险因素及对健康的危害,以引起老年人及家属的高度重视。

2. 动态监测血压变化 嘱老年人养成定时、定体位、定部位、定血压计测量血压的习惯。血压至少降至 150/90mmHg 以下,有糖尿病或肾病的高血压病人降压目标是 130/80mmHg 以下。

3. 重视并发症防治 指导病人和家属观察病情变化及并发症征象,若有血压突然升高或出现胸痛、水肿、鼻出血、心悸、剧烈头痛、视物模糊、恶心呕吐、肢体麻木、偏瘫、嗜睡、昏迷等症状时应及时就医。

4. 定期门诊随访 指导病人定期门诊随访,如危险分层属于低、中危病人,门诊随访应每 1~3 个月 1 次;高危病人,至少每月 1 次。

【早期预防】

1. 监测血压变化 教会老年人及家属正确的血压测量方法,动态观察血压变化。

2. 避免诱发因素 保持良好生活方式及心态,充足睡眠和休息,避免情绪激动。

3. 合理膳食 避免高脂、高盐饮食,控制体重;多喝水,多摄入蔬菜、水果,保持大便通畅。

4. 劳逸结合 坚持适度体育锻炼,避免重体力劳动和过度劳累。

5. 防止意外 沐浴时水温和室温不宜过高,沐浴时间不宜过长。

【用药指导】

1. 向病人讲明高血压是慢性病,强调药物治疗的重要性,需终身服药。按时按量服药,切勿自行增减药物、停服、突然撤换药物等。

2. 服药期间起床不宜太快,动作不宜过大,服药后站立不宜持久。

3. 注意观察药物的不良反应,应注意水电解质变化,尤其是用排钾利尿剂时应注意补钾,预防低钾血症。同时也要注意观察是否出现心动过缓、心动过速、支气管痉挛、低血糖、

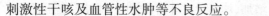

刺激性干咳及血管性水肿等不良反应。

【饮食指导】

1. 限制钠的摄入 坚持低盐饮食,每日食盐摄入不超过3g。

2. 增加钾的摄入 多食水果、蔬菜、豆类等含钾量较多的食物有助于降低血压。

3. 调节饮食结构 以清淡、低脂肪饮食为主。

4. 强调少食多餐 避免过饱,控制体重。

5. 戒烟限酒 禁止吸烟,饮酒宜少量。

【生活指导】

1. 良好生活方式

(1)合适环境:居室宜安静,通风良好,光线柔和、充足,温度适宜,床铺舒适。

(2)合理休息:老年高血压病人应保证足够的睡眠,不限制一般的体力活动,避免重体力活动。

(3)安全洗澡:沐浴时水温不可过热或过冷,温水沐浴,沐浴时间不宜过长,注意保暖,避免受凉。

(4)缓慢起床:老年高血压病人醒来时不能急于起床,应做好三个"半分钟":醒后仰卧半分钟;坐起休息半分钟;床边静坐半分钟。

(5)饮水宜均衡:睡前半小时、半夜醒来、清晨起床后应适量饮用白开水。但注意一次不宜喝水太多。

2. 合理锻炼 运动方式的选择要根据血压水平和年龄有所不同,一般可采用步行、慢跑、打太极拳、游泳、气功及跳舞等。运动强度因人而异,常用的运动强度指标为运动时最大心率为170减去年龄,运动频率为每周3～5次,每次30分钟。

3. 避免体位性低血压 避免长时间站立,有头晕、眼花、耳鸣等症状时,卧床休息,抬高床头,如厕或外出时有人陪伴。

4. 避免危险因素 如剧烈运动、迅速改变体位、活动场所光线暗淡、有障碍物、地面潮湿光滑、厕所无扶手等要予以避免,必要时病床加床栏。

【心理指导】

高血压老年人由于具有引发高血压的有关人格特质,如高度敏感性、表露的愤怒、情绪的压抑、A型行为、神经质、不稳定性等,常有狂躁、恐惧、焦虑甚至抑郁等不良反应。现代医学研究表明,通过心理保健疗法的各种方式,可以使高血压病人情绪安定、心境平和、心情舒畅,对降低舒张压和收缩压有明显的疗效。

1. 静坐 端坐在椅子上,双手放在膝盖上,尽量让全身肌肉放松,闭上眼睛,自然呼吸,不宜刻意改变和控制呼吸频率。

2. 释放 老年高血压病人心中如有不愉快的事,应找亲朋倾诉,尽量排解心中的愁云、怨气、怒气。

3. 转移 老年高血压病人遇怒气上涌时,可以有意识转移话题、思路,或看电视、听音乐、烹饪、养花弄草、外出活动等,以此分散对引起怒气事件的注意力,使紧张的情绪松弛下来,使激动的心情安静下来。

4. 自我疏泄 疏泄就是把积聚、抑郁在心中的不良情绪排泄出去,以尽快恢复心理平衡。

5. 学会制怒 高血压最忌怒气勃发,老年高血压病人可以在床头或房间醒目的地方写上"制怒""息怒"等警言时刻提醒自己平息心境,避免心肌梗死、脑出血等不良后果的发生。

当遇到发怒时看到警言,尽力使自己心境平息,情绪冷静。

不 气 歌

清·阎敬铭

他人气我我不气,我本无心他来气;

倘若生病中他计,气下病来无人替;

请来医生把病治,反说气病治非易;

倘若不消气中气,诚恐因病将命弃;

我今尝过气中味,不气不气真不气。

(彭斌莎)

第四节 冠状动脉粥样硬化性心脏病

一、疾病概述

冠状动脉粥样硬化性心脏病(coronary atherosclerotic heart disease)是指冠状动脉粥样硬化使血管管腔狭窄、阻塞和(或)因冠状动脉痉挛导致心肌缺血、缺氧或坏死而引起的心脏病,简称冠心病,又称缺血性心脏病。根据其冠状动脉病变的部位和范围、血管阻塞和心肌供血不足的程度等临床特征,可分为隐匿型、心绞痛型、心肌梗死型、心律失常和心力衰竭型、猝死型5种,其中最常见的是心绞痛型,最严重的是心肌梗死和猝死两种类型。

心 绞 痛

心绞痛是指冠状动脉供血不足,导致心肌急剧、暂时的缺血、缺氧所产生的临床综合征。根据 WHO 心绞痛分型,有劳力性心绞痛和自发性心绞痛;根据心绞痛自然病程分型,有稳定型心绞痛和不稳定型心绞痛。

【病因与发病机制】

1. 病因 冠状动脉粥样硬化,导致冠状动脉血流量增加受阻,是心绞痛最基本的病因,其次冠状动脉炎、冠状动脉痉挛和畸形、严重的主动脉狭窄或关闭不全,肥厚性心肌病、明显的心肌肥厚等使冠状动脉血流量减少和心肌需氧量增加的各种因素也可引起心绞痛。

2. 发病机制 心绞痛主要的发病机制是心肌血氧需矛盾。心肌血氧需求增加、冠状动脉血流量增加受阻或冠状动脉血流量减少,引起心肌急剧的、暂时的缺血缺氧,酸性代谢物增加,刺激心脏内的传入神经末梢而产生心绞痛。

【临床表现】

老年人的心绞痛表现多不典型,以不稳定型心绞痛为常见。疼痛的性质为压榨性、闷胀性或窒息性,以胸骨体中段或上段为主,可波及心前区,甚至整个前胸,放射至左肩、左肩内侧。疼痛持续时间多在 3～5 分钟内,一般不超过 15 分钟,休息或含服硝酸甘油后几分钟内缓解。老年人疼痛有时呈非典型表现,仅表现为脑缺血发作的症状,或呈呼吸困难、胃肠功能紊乱等;有的表现为反复发作的左肩或胸部疼痛、颈部紧缩感,容易误诊为骨关节炎。心绞痛发作时可有心率增快,暂时性血压升高。有时出现第四或第三心音奔马律。可有心尖部暂时性收缩期杂音,出现交替脉。

【辅助检查】

1. 心电图 ST 段压低 >0.1mV,T 波低平或倒置。

2. 心电图运动负荷试验 若运动时或运动后 ST 段较运动前水平型下降 >1mm,即判定为运动试验阳性,可判定为心肌缺血。

3. 放射性核素检查 可见冠状动脉狭窄,在药物或运动负荷时,所流经的心肌区域显示放射性物质的分布缺损,而在静息状态下此区域能恢复正常灌注显像,提示心肌缺血,如不能恢复,提示有可能心肌坏死。

4. 冠状动脉造影 显示冠状动脉病变的形态特征,为冠状动脉粥样硬化心脏病的诊断提供可靠而明确的信息。

【治疗原则】

心绞痛的治疗原则为:①积极防治动脉粥样硬化的易患因素,预防其发生;如已发生,应积极治疗,防止病变发展并争取逆转;如已发生并发症,应及时治疗,防止其恶化。②避免心绞痛的诱因及控制心绞痛的发作,心绞痛急性发作时应立即休息,含服作用较快的硝酸酯制剂;缓解期应尽量避免已确知可诱发的各种因素,按医嘱服用抗心绞痛药物。

心 肌 梗 死

心肌梗死是指在冠状动脉病变的基础上发生冠状动脉血供急剧的减少或中断,引起相应的心肌严重而持久的急性缺血导致心肌坏死。临床表现为持久而剧烈的胸骨后疼痛、心肌酶增高及特异性的心电图改变,常可发生心律失常、心力衰竭或心源性休克,甚至死亡,属冠心病的严重类型。

【病因与发病机制】

1. 病因 冠状动脉粥样硬化是心肌梗死最基本的病因,偶为冠状动脉栓塞、炎症、先天性畸形、痉挛和出口阻塞所致。劳累、饱餐、突发生活事件是心肌梗死的常见诱因。

2. 发病机制 当冠状动脉粥样硬化,导致一支或多支血管管腔狭窄和心肌供血不足,而此时侧支循环尚未充分建立,一旦不稳定粥样斑块破溃,继而出血或管腔内血栓形成,使管腔完全闭塞,出现血供急剧减少或中断,使心肌严重持久的急性缺血达 20~30 分钟以上,即可发生心肌梗死。

促使斑块破裂出血及血栓形成的诱因有:

(1)晨起 6 时到 12 时,交感神经兴奋性增加,机体应激反应性增强,心血管活动性增加,使冠状动脉张力增高。

(2)饱餐后或进食大量脂肪餐后,血脂升高,血黏度增高。

(3)重体力劳动、用力大便、情绪过分激动或血压剧升,致左心负荷过重。

(4)休克、脱水、出血、外科手术或严重心律失常,致心排血量骤降,冠状动脉血流锐减。

【临床表现】

老年人心肌梗死的表现往往不典型,容易与其他病混淆,如果出现下列情况,应警惕心肌梗死的发生:①有心绞痛史,近期再度出现,且发作频繁、疼痛加剧、持续时间延长。②既

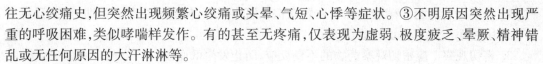

往无心绞痛史,但突然出现频繁心绞痛或头晕、气短、心悸等症状。③不明原因突然出现严重的呼吸困难,类似哮喘样发作。有的甚至无疼痛,仅表现为虚弱、极度疲乏、晕厥、精神错乱或无任何原因的大汗淋淋等。

【辅助检查】

1. 血清标记物 血清心肌坏死标记物增高,可帮助诊断。

2. 血液检查 起病 24~48 小时后白细胞计数增高,中性粒细胞增多,嗜酸性粒细胞减少或消失,红细胞沉降率增快,C 反应蛋白(CRP)增高,均可持续 1~3 周。

3. 心电图 急性心肌梗死的病人心电图可出现病理性 Q 波、T 波和 ST 段改变等特征性和动态性的改变。

【治疗原则】

1. 早发现、早处理,尽快恢复心肌的血液灌注 采用介入治疗或溶栓疗法,使闭塞的冠状动脉再通,恢复心肌供血,挽救濒死的心肌、防止梗死扩大、维持心脏功能。

2. 对症处理 卧床休息,吸氧,止痛。

二、保健指导

【疾病知识介绍】

1. 向病人及家属讲解冠心病尤其是心绞痛和心肌梗死的诱发因素,如饱餐、过劳、情绪激动等,积极治疗原发病。定期门诊随访。

2. 讲解疾病发生、发展的过程,教会病人学会自我观察病情,如舌下含服硝酸甘油后不能缓解应警惕心肌梗死的发生。教会病人及家属在冠心病发作时如何自救,如立刻就地休息、放松心情,保持环境安静而温暖。

3. 必要时打急救电话联系医院,呼叫急救车,切忌勉强步行。

4. 定期到医院进行健康检查。

【早期预防】

1. 控制高血压 高血压病人应饮食清淡,控制食盐摄入,多食蔬菜、豆类等含钾高的食物及含钙高的食物,避免饮酒和肥胖,适当运动,保持精神愉快。在合理使用降压药物同时,注意控制其他危险因素,如吸烟、高血脂、高血糖等,降低冠状动脉粥样硬化心脏病的发生。

2. 降低血脂 保持低脂肪、多蔬菜、素食为主的膳食结构,对于总胆固醇在 6.24mmol/L 以上者,积极采用药物和非药物手段降低血脂。

3. 戒烟 吸烟可诱发冠状动脉痉挛,干扰脂肪代谢,使胆固醇、三酰甘油(甘油三酯)、低密度脂蛋白增高,高密度脂蛋白减少,增加血小板聚集性,导致并加重冠状动脉粥样斑块的形成。而且长期吸烟可降低冠状血管扩张功能,从而促进动脉硬化、冠状动脉粥样硬化心脏病的发生、发展。

4. 增加运动 坚持活动身体的节律性运动项目,如步行、上楼、跑步、骑自行车、游泳等能有效增强心功能。

5. 改变不良生活习惯 合理作息,注意保暖,避免受凉,限制饮酒等。

6. 定期体检 注意对血压、血糖、血脂等指标的检测。

【用药指导】

1. 遵医嘱用药 外出需有人陪伴,并随身携带药物,如硝酸甘油、硝酸异山梨酯(消心痛)、救心丸、复方丹参滴丸等药物。并告知病人及家属不得随意调节药物种类和剂量。

2. 科学保管药物　硝酸甘油应放置在棕色瓶内保存,使用前注意有效期,药瓶开封后每6个月更换一次,以保证疗效。

3. 密切观察　应密切观察药物的不良反应,防止发生低血压。

【饮食指导】

1. 调整饮食结构　宜进低热量、低脂、低胆固醇、低盐(<3g/d)、高维生素、易消化饮食,多食蔬菜、水果等含纤维高的食物。

2. 合理饮食搭配　宜控制糖及辛辣食品的摄入,不饮浓茶、咖啡、酒类,注意钙、钾的摄入。

3. 控制饮酒　大量饮酒可刺激脂肪组织分解,形成大量的脂肪酸,加重高脂蛋白血症,诱发心绞痛及心肌梗死。

4. 注意食物温度　不宜使用过热过冷食物。

5. 不宜饱餐　注意控制体重。

【生活指导】

1. 环境适宜　经常开窗通风换气,保持室内空气新鲜,洗澡、游泳、室外活动时,注意保持环境温度,根据气温变化增减衣物,避免受凉。

2. 合理作息　生活规律,保证充足的睡眠。

3. 按摩腹部　可在腹部按顺时针方向进行按摩,适当使用缓泻剂,促进排便。

4. 避免情绪激动　情绪激动、悲伤焦虑,可导致心率增快,心肌耗氧量增加。

5. 保持大便通畅　老年人应养成每日定时排便的习惯,避免排便时用力。过度用力会增加腹压,加重心脏负担,诱发心绞痛。

6. 适度运动　适度运动能增加冠状动脉侧支循环的建立,增加冠状动脉血流量。老年人应根据不同病情及体质水平选择适当的运动,如散步、气功、太极拳等。心肌梗死恢复期的老年人,宜采取循序渐进,动静结合的活动原则,以活动后自觉轻松为宜。频发心绞痛或心衰的老年人不宜进行运动。

【心理指导】

由于不良情绪会增加心肌耗氧量而不利于病情的控制,因此,在病人冠心病发作时应给予心理安慰,提供心理-社会支持,增加病人的安全感,消除紧张的情绪,保持心情开朗。

1. 精神支持疗法　与老年冠心病病人谈心、了解其心理痛苦、分析心理障碍根源,通过诱导、疏泄、解释、鼓励、安慰、疏导等方法,帮助老年病人解除顾虑、消除心理压抑,树立治病信心,积极配合治疗。

2. 优化A型行为模式　转变A型行为模式,减少机体对外界刺激的过度反应,降低交感神经张力,降低血黏度,恢复良性的负反馈调节,能使疾病向好转方向发展。同时注意情绪控制,尽量避免情绪的过激,经常平抑情绪,达到或尽量达到情绪平稳、行动从容。

 知识窗

A型行为模式与冠心病

A型行为模式又称A型行为、A型人格、A型性格,它由美国临床医生弗里德曼和罗森曼于1959年提出,认为A型行为模式是一种与冠心病发生密切相关的行为模式,故又称"冠心病易患模式",其核心表现为争强好胜、性格急躁、不耐烦,对人怀有敌意和戒心。A型行为模式者冠心病发生率、复发率和病死率均比非A型行为者高2~4倍。

3. 行为疗法 对于冠状动脉粥样硬化心脏病病人有效的行为疗法主要是放松疗法、行为塑造法。

（1）放松法：通过静坐、冥想、瑜伽呼吸训练等方式，使老年冠心病病人全身肌肉放松，精神放松，从而改善身体、内脏的紧张度，平和心境，缓解不良情绪。

（2）行为塑造法：通过让老年病人学习某种有益的活动（如绘画、书法、一定形式的运动、日常生活合理化训练等）来转移自己的紧张情绪，培养有益的情趣爱好，以此达到平衡心理，平复不良情绪。

4. 生物反馈疗法 利用现代电子仪器，把老年病人平时体察不到的体内生理过程的信息显示出来，并将这种信息通过视觉、听觉等再反馈给病人，让病人通过自我意识来控制自身的生理过程，并引起其心脏功能的良性变化。

5. 音乐疗法 音乐能影响人的身心活动，可疏泄不良心理情绪，解除因各种心理社会因素所引起的心身反应，降低兴奋水平，使机体恢复正常的心理状态。

（彭斌莎）

第五节　脑血栓形成

一、疾病概述

脑血栓形成（cerebral thrombosis）是指由于脑的动脉粥样硬化、高血压等原因造成血管管腔狭窄、闭塞或形成血栓，导致脑局部血流急性中断，脑组织缺血、坏死，出现相应的神经系统症状。

【病因与发病机制】

1. 病因 脑血栓形成常见的病因为脑动脉粥样硬化和各种动脉炎，老年人血液凝固性增高、血液成分改变等也是脑血栓形成的原因。本病多见于中老年人，男性比女性发生率高。吸烟、肥胖、较少活动和服用雌激素的老年人也容易发生。

2. 发病机制 脑动脉粥样硬化、各种动脉炎、血液高凝状态等病变，导致供应脑组织的动脉管壁发生病变，管腔变窄，并在此基础上形成血栓，造成脑局部血流中断，组织缺血缺氧、软化坏死，出现相应的神经系统症状。

【临床表现】

脑血栓形成前大多有脑供血不足的症状，如头昏、头痛、视物模糊等，部分病人有脑动脉硬化或短暂性脑缺血发作史。病人常在睡眠中或安静状态下发病，典型者入睡前正常，次日晨起时发现偏瘫、半身感觉障碍等局灶性神经系统损伤表现，多数病人在发病后几小时或1～2天内症状达到高峰。病人一般神志清楚，临床表现取决于受累血管的分布和侧支循环的建立程度。

【辅助检查】

1. CT 及 MRI 检查 头颅 CT 能够对脑血栓形成进行早期诊断、鉴别诊断；头颅 MRI 能够弥补头颅 CT 不足，清晰显示早期缺血性梗死及脑干、小脑、较小病灶梗死等。

2. 其他检查 血、尿常规，血糖、血脂、血液流变学、心电图等检查，均能提示病人目前存在的危险因素。

【治疗原则】

脑血栓形成病人早期康复极其重要，要注意争分夺秒。治疗原则是：早期溶栓，尽量解

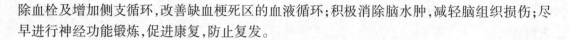

除血栓及增加侧支循环,改善缺血梗死区的血液循环;积极消除脑水肿,减轻脑组织损伤;尽早进行神经功能锻炼,促进康复,防止复发。

二、保健指导

【疾病知识介绍】

向老年人及家属介绍脑血栓形成的发病原因、早期症状、就诊时机以及治疗与预后的关系。告知病人及家属与疾病相关的各种危险因素。

【早期预防】

1. 积极预防导致脑血栓形成的常见疾病,如高血压、心脏病、糖尿病、短暂性脑缺血、高血脂。

2. 改变不良生活习惯,如吸烟、酗酒、不良饮食习惯、滥用药物等。

3. 二级预防

(1)一级预防:即针对健康人群或存在脑血管病危险因素者开展预防,减少或消除可干预的危险因素。如在社区人群中首先筛选上述可干预的危险因素,找出高危人群,提倡合理饮食,适当运动,定期体检,了解自己的心脏功能、血糖、血脂水平和血压高低,积极治疗相关疾病,如高血压、心脏病、糖尿病、高脂血症等,进行治疗和护理干预。

(2)二级预防:对于卒中后预防其再发的病人,分析其危险因素,针对各项危险因素进行积极控制与预防。对此类病人在进行一级预防治疗的同时,再增加针对性治疗措施,以防止新发的脑血栓或栓塞。

(3)其他预防措施:①定期身体检查:老年人应定期检查身体,了解自身的血压、血脂等指标是否正常,心脑血管是否发生硬化及硬化程度,加强防范危险因素。②警惕短暂性脑缺血发作(小中风):短暂性脑缺血发作是脑血栓的报警信号,一旦发生,应立即去医院进行全面检查,并采取有效治疗措施,以防脑血栓的发生。③坚持体育锻炼:根据自己的健康状况,进行一些适宜的体育锻炼,如散步、做广播操、打太极拳等,以促进血液循环。从事力所能及的工作,避免超负荷工作,避免激烈运动或过度疲劳。

 知识窗

小 中 风

所谓"小中风",即短暂性脑缺血发作,是由颅内血管缺血引起的一过性或短暂性、局灶性脑或视网膜功能障碍。好发于老年人,男性多于女性。

主要症状是突然失语或吐字不清,或手脚麻木,或忽然手中拿着的物品失落下去(如掉碗筷、掉笔等),或视物不清、复视,甚至一过性失明等。但上述症状均为一时性的,少则数秒、数分钟,多则亦不超过24小时,均能恢复完全,不遗留神经功能缺损体征。

【用药指导】

1. 合理用药 指导病人遵医嘱正确服药,不能随意更改、终止或自行购药服用。

2. 观察不良反应 告知病人对药物不良反应的观察及用药注意事项,使用阿司匹林、氯吡格雷或奥扎格雷等抗血小板聚集剂治疗时,密切观察有无皮肤、黏膜、牙龈出血等倾向,发现异常情况应及时报告和处理。

3. 控制血糖 糖尿病病人选择合适的降糖药物,有效控制血糖。

【饮食指导】

1. 改变不良饮食方式 指导老年病人了解肥胖、吸烟、酗酒及饮食因素与脑血管病的关系,改变不合理的饮食习惯和饮食结构。

2. 选择适合的进食形态 有吞咽困难、呛咳者给予糊状流质或半流质小口慢食,必要时鼻饲进食,教会病人及照顾者饮食的原则、内容、胃管鼻饲的方法及注意事项。

3. 合理膳食结构 给予低脂低盐饮食,注意保证充足的蛋白质和丰富的维生素,如多食谷类和鱼类、新鲜蔬菜、水果、豆类、坚果;少吃糖类和甜食;限制钠盐和动物油的摄入;忌辛辣、油炸食物和暴饮暴食;注意粗细搭配、荤素搭配。

【生活指导】

1. 良好生活方式 家庭安静、整洁,采光照明充足,保持室内空气清新,定时开窗通风;顺应随季节气候变化,合理规律作息;注意保暖,避免受凉;动作缓慢,尤其是夜间起床、低头系鞋带等动作,不要急剧改变头位及体位;养成多饮水习惯,特别是晚睡前、晨起时饮 1 ~ 2 杯温开水。

2. 保持大便通畅 养成良好的排便习惯,除注意饮食外,早晨起床前腹部自我按摩,或用适宜药物,如麻仁丸、蜂蜜口服,开塞露、甘油外用等可有效防止便秘;排便时尽量使用马桶,以保证用力屏气时血液回流通畅。

3. 安全防护 采取适当的防护措施,应避免重体力劳动,必要时如厕、沐浴以及外出活动时应由家人陪伴,以避免跌倒受伤。

4. 日常生活锻炼 尽最大努力坚持自己洗脸、梳头、刷牙、穿衣及吃饭等。

【心理指导】

1. 保持良好心态 根据不同病情阶段,积极进行心理疏导,帮助病人战胜悲观绝望情绪,鼓起继续生活的勇气,增强战胜疾病信心。

2. 稳定情绪 情绪过于紧张、激动、大怒等,可引起血管痉挛、血压骤升从而影响人体正常血液循环,诱发血栓形成或血管破裂。应少做或不做易引起情绪激动的事,如打牌、打麻将、看体育比赛等。

【康复指导】

1. 肢体功能康复指导 脑血管疾病康复训练最佳时机是发病 6 个月内,坚持康复锻炼对病人的运动功能和日常生活能力均有显著提高。

(1)保持良好的肢体位置:①病人平卧位:四肢功能位伸展,手掌向上打开,患侧肩关节和髋关节下垫一薄软枕,双足保持背屈。②健侧卧位:双上肢伸展抱一软枕于胸前,双下肢膝关节间垫一软枕,患肢稍屈曲。③患侧卧位:原则是上下肢处于功能位,勿使患肢受压。

(2)上肢功能锻炼:病人健侧手握患侧手做上举、曲肘动作,手指握橡胶圈反复屈伸,患侧手练习捡拾东西,先大后小,如核桃、红枣,练习熟练后再捡拾花生米、黄豆等。协助病人练习穿衣、系纽扣、系鞋带等。注意穿衣服时先穿患侧,后穿健侧,脱衣服时先脱健侧,后脱患侧。逐渐让病人参加简单的家务劳动,既提高了病人的生活能力,又满足了病人对自身价值实现的需要。

(3)下肢功能训练:开始病人背部垫被褥坐起,逐渐扶床栏或独立坐起,再坐于床沿双腿下垂。第二步站立和步行:病人扶床沿或墙壁独自站立并能保持体位平衡后开始做跨步动作,注意姿势、步幅均匀、频率适中。站立及行走一定要根据肌力恢复情况,不可操之过急,以免造成误用综合征。

2. 吞咽功能康复指导 由于真性或假性延髓性麻痹,部分病人存在饮水呛咳、吞咽困难等,有误吸的危险。病人进食时应抬高床头 30°~45°,食物以清淡软食为宜,饮水呛咳时以粥代替水,食物尽量放在口腔健侧部。注意进食 0.5~1 小时后再放平床头。进食前应休息,不使用饮水管,用杯子饮水时水保持半杯以上。

3. 语言康复指导 脑血管疾病病人 1/3 以上发生不同程度的语言障碍,对失语、言语不清的病人,必须早期进行语言功能康复锻炼。先训练噘嘴、鼓腮、龇牙、弹舌等,每次 5~10 遍,每日数次。再练习发 pa、ta、ka 音,能准确发音后,三个音连一起重复发音。发音练习遵循由简到繁的原则,由字到词,由词到句。最好配合彩图、实物形象,可以提高学习效果。

(彭斌莎)

第六节 高 脂 血 症

一、疾病概述

血脂是人体血浆内所含脂质的总称,其中包括胆固醇、三酰甘油、胆固醇脂、β-脂蛋白、磷脂、未脂化的脂酸等。当人体脂肪代谢或运转异常使血浆一种或多种脂质高于正常,称之为高脂血症(hyperlipidemia)。高脂血症是脑血管疾病、冠心病、心肌梗死、猝死的危险因素。

【病因与发病机制】

1. 病因 高脂血症的病因可分为原发性和继发性两类。原发性高脂血症主要与遗传和环境因素有关。继发性高脂血症常由糖尿病、甲状腺功能减退、肝肾疾病等引起;其他因素有:如年龄、性别、肥胖、嗜酒、长期使用糖皮质激素等。

2. 发病机制 高脂血症由极低密度脂蛋白产生过多或清除障碍,以及极低密度脂蛋白转变成低密度脂蛋白过多所致。遗传基因缺陷或糖尿病、肥胖、酒精过量、肾病综合征等可引起肝脏极低密度脂蛋白产生过多。食物中的胆固醇到达肝脏时,引起细胞内胆固醇升高,抑制了低密度脂蛋白-受体合成,受体数量下降引起血浆低密度脂蛋白和总胆固醇水平升高。长期高血脂,脂质在局部沉积而导致动脉粥样硬化,引起早发性和进展迅速的心脑血管和周围血管病变。

【临床表现】

本病早期往往无任何表现。后期因心脑动脉硬化可有头痛、头晕、神疲乏力、胸闷、心悸、烦躁焦虑、易激动、失眠健忘、记忆力及反应力明显减退。严重者可发生短暂性脑缺血发作、脑梗死症状、高脂血症眼底改变,或造成高脂蛋白血症性痴呆,表现为智力衰退、意识模糊、语言贫乏、行为幼稚、生活不能自理等。动脉粥样硬化会引起冠心病,表现为心绞痛、心肌梗死;外周血管病变可出现黄色瘤、早发性角膜环、间歇性跛行(肢体活动后疼痛)等。

【辅助检查】

1. 总胆固醇检查 参考值:2.82~5.95mmol/L。血浆总胆固醇含量增高是动脉粥样硬化的主要危险因素,另可见于胆管梗阻、糖尿病、肾病综合征等。

2. 三酰甘油检查 参考值:0.56~1.70mmol/L。临床上常把血清三酰甘油测定作为高脂血症常规性筛查指标。

3. 其他 低密度脂蛋白胆固醇、高密度脂蛋白胆固醇测定等。

【治疗原则】

1. 继发性高脂血症应以治疗原发病为主,如糖尿病、甲状腺功能减退症经控制后,血脂有可能恢复正常。原发性和继发性高脂血症可能并存,如原发病控制一段时间后血脂仍然较高,应考虑有原发性高脂血症,需给予相应治疗。

2. 原发性高脂血症的治疗应采用以治疗性生活方式改变为首要的综合治疗措施,药物治疗需严格掌握指征。

二、保健指导

【疾病知识介绍】

向老年人及家属讲解高脂血症的诱发因素及与其他疾病(如高血压、糖尿病、黏液性水肿、甲状腺功能低下、肥胖症、肝肾疾病、肾病综合征、肾移植、胆道阻塞、肾上腺皮质功能亢进等)的关系。

【早期预防】

1. 三级预防

(1)一级预防:消除或阻断致病因素的作用和影响,防止疾病的发生即为一级预防。一级预防是病因性预防或根本性预防,是最积极和最有效的预防措施。具体措施为:①增强机体抗病能力,包括卫生知识教育,提高自我保健能力,建立良好的生活习惯,保持健康心态,采用合理的营养和保健措施,经常进行适度的体育锻炼等。②戒除不良的嗜好,如吸烟、大量饮酒、偏食等。③调节情绪,注意劳逸结合。

(2)二级预防:出现症状和体征,早期有效地进行治疗,减轻疾病的危害,阻止病情的发展,恢复健康即为二级预防。二级预防是发病期的预防,通过三早(早期发现、早期诊断、早期治疗)措施,防止或减缓疾病的发展。"三早"的措施主要是通过普查、自查、定期健康检查来落实。

(3)三级预防:是发病后期由于疾病的严重伤害,机体的调节和代偿功能丧失,导致死亡或留下后遗症和残疾。如采取有效的治疗措施,可暂缓或避免疾病的恶化、致残和死亡,使机体逐步恢复健康。

2. 消除有关因素 如饮食营养不当、药物滥用、吸烟、暴饮暴食、嗜酒、体力活动缺少、精神紧张等。

【用药指导】

1. 避免使用干扰脂代谢的药物,如β受体拮抗剂、普萘洛尔、利尿剂、双氢克尿噻、呋塞米、利血平、避孕药、类固醇激素等,均可使胆固醇、甘油三酯上升,高密度脂蛋白降低。

2. 凡经过饮食调整、加强运动、改善生活方式3~6个月无效的高血脂病人,或已有冠心病者,或虽无冠心病但血脂过高者,均需药物治疗。一般原发性、家族性、遗传基因缺乏者,均需终身用药治疗。

【饮食指导】

高脂血症的形成与饮食有非常密切的关系,所以坚持良好的饮食方式,可有效降低总胆固醇含量。高脂血症的饮食原则:结构要调整,总量要控制。

1. 调整膳食结构 饮食宜清淡,以大量的蔬菜、水果为主,配以全麦食物、适量的干果类、豆类及豆制品、奶制品、禽肉、鱼、蛋和少量甜食及动物性食物。

2. 控制总热量 合理控制每日热量的摄入,尽量保持摄入的总热量和消耗能量的平衡。

3. 宜常食调脂食物

（1）清洁血管的植物纤维：如魔芋、萝卜、山芋、柿、玉米等，植物纤维可以将体内不需要的物质、有害物质排出体外。同时还可以抑制胆固醇在肠道的吸收，从而防止人体内胆固醇总量升高。

（2）促进血管健康的食物：如牛奶、鸡蛋、乌贼、酒、草莓等，这类食物中部分含有胆固醇，注意适量、合理使用，能促进血管健康。

（3）排除过氧化脂类的食物：如芝麻、胡萝卜、番茄、绿茶、比目鱼等，这类食物通过抗氧化作用，分解过氧化脂类，而过氧化脂类正是造成动脉硬化的主要原因。

（4）降低胆固醇的食物：如木耳、香菇、蘑菇、苦瓜、冬瓜等，这类食物能减少有害胆固醇，并将其顺利排出体外，从而使体内胆固醇代谢趋于正常，平衡血管内部环境。

（5）阻止有害胆固醇氧化的食物：如紫茄子、菜花、植物油、藕、青椒等，这类食物能减少有害胆固醇，防治动脉粥样硬化的发生。

（6）提高血液溶栓作用的食品：如香葱、洋葱、豆豉、柚子、甜瓜等，这类食物能降低心肌梗死和脑梗死的发生。

（7）保持血管柔软的食品：如黄豆、黑豆、青豆、赤豆、豌豆等，这类食物可以降低血液中的中性脂肪值，防止低密度脂蛋白沉积到动脉血管壁上，从而保持血管柔软状态，防止动脉粥样硬化、心血管疾病的发生和发展。

4. 饥饱适度　每餐进食量以下一餐就餐前半小时有饥饿感为度，不宜采用饥饿疗法，过度饥饿反而使体内脂肪加速分解，使血中脂酸增加。

5. 正确烹调　在烹调动物性食品中，绝对避免油炸。较适宜的方法是蒸和烤，这样才能使食物中的油脂滴出。

6. 饮水充足　平时养成多饮水习惯，特别是晚睡前、晨起时饮 1~2 杯温开水。

【生活指导】

1. 运动指导

（1）适当运动：提倡坚持体育锻炼，平时经常参加体力劳动，控制体重的增长。

（2）合适的运动项目：根据自身情况，选择合理的运动项目，如慢跑、五禽戏、打太极拳、打乒乓球、跳老年迪斯科等。

（3）掌握运动强度：运动时心率为本人最高心率的 60%~70%，相当 50%~60% 的最大摄氧量。一般 40 岁心率控制在 140 次/分;50 岁 130 次/分;60 岁以上 120 次/分以内为宜。

（4）适当的运动频率：中老年人，特别是老年人由于机体代谢水平降低，疲劳后恢复的时间延长，因此运动频率可视情况增减，一般每周 3~4 次为宜。

（5）合适的运动时间：每次运动时间控制在 30~40 分钟，下午运动最好，并应坚持长年运动锻炼。每次运动开始之前，应先进行 5~10 分钟的预备活动，使心率逐渐达到上述水平，运动完后最好再进行 5~10 分钟的放松活动。

（6）运动时应注意安全保护。

2. 戒烟忌酒　香烟中的尼古丁能使外周血管收缩和心肌应激性增加，使血压升高、心绞痛发作。不适当饮酒能使心功能减退，对胃肠道、肝脏、神经系统、内分泌系统均有损害，应绝对戒烟忌酒。

3. 保持良好生活习惯　生活规律，劳逸结合，避免失眠。

（彭斌莎）

第七节 老年糖尿病

一、疾病概述

老年糖尿病（elderly diabetes mellitus）是指老年人由于体内胰岛素分泌不足或胰岛素作用障碍，引起内分泌失调，致使体内糖、蛋白质和脂肪代谢异常的一组临床综合征，常以高血糖为突出表现。在中老年人群中是一种常见的疾病，尤其是体胖或有糖尿病家族史者，较容易患此病。老年糖尿病病人是指年龄在 60 岁以上的糖尿病病人，其中一部分是在进入老年期即在 60 岁以后发病的，另一部分是 60 岁以前确诊糖尿病而后进入老年期的病人。随着年龄的增加，糖尿病发病率也逐渐增多，从 40 岁起每增加 10 岁，发病率增高 10% 左右。

【病因与发病机制】

1. 病因　糖尿病属于多基因遗传病，主要病因有：胰岛 B 细胞分泌胰岛素减少，拮抗胰岛素的激素增加；糖类摄入减少。糖耐量减退，或摄入过多转化为脂肪导致体重增加；老年人活动减少，胰岛素敏感性降低；肥胖，特别是腹部肥胖更容易降低胰岛素的敏感性。

2. 发病机制　1 型糖尿病发病机制主要是由于遗传及环境因素中病毒、化学物质所致的胰岛 β 细胞自身免疫性疾病。2 型糖尿病主要与胰岛素分泌缺陷、肝糖输出增多和周围胰岛素抵抗以及基因突变等有关。

【临床表现】

1. 一般表现　老年人糖尿病缺少"三多一少"症状或症状不典型，而是以疲乏无力、轻度口渴、尿频、多汗、皮肤瘙痒等非特异性表现为主。

2. 老年人糖尿病特点　①老年病人早期无症状或代谢紊乱症状不典型，常以并发症为首发症状（如反应性低血糖、手足麻木等）；并发肾小球硬化症时，肾小球滤过率降低，肾糖阈升高，尿糖与血糖常不成正比。②老年糖尿病的病死率、致残率较高。③老年糖尿病并发症多，常并发感染（疖、痈及尿路感染等）、大血管病变（冠心病、脑卒中等）、微血管病变（糖尿病肾病等）、周围神经病变或糖尿病足等，在应激状态下容易发生高渗性非酮症性昏迷等严重并发症。因老年糖尿病多为 2 型糖尿病，体内胰岛素有一定的储备，脂肪分解相对减少，所以不常发生酮症酸中毒。

【辅助检查】

1. 血糖监测　是诊断糖尿病的唯一标准，有明显"三多一少"症状者，只要一次血糖异常即可诊断。

2. 尿糖监测　血糖浓度超过 1.6 ~ 1.8mmol/L 时尿糖阳性。尿糖测定不作为诊断标准。

3. 胰岛素和胰岛素释放试验　老年人多存在胰岛素功能低下和胰岛素抵抗。

4. 糖化血红蛋白　是血糖与血清蛋白非酶促反应结合的产物，反映取血前 1~3 周的平均血糖水平。

【治疗原则】

老年糖尿病的治疗原则与其他糖尿病人相同，包括教育、饮食、运动、口服药物和应用胰岛素治疗以及血糖自我监测五大部分。

二、保健指导

【疾病知识介绍】

为老年人介绍糖尿病的相关知识和保健指导,包括糖尿病病人如何进行饮食控制、糖尿病病人该如何运动保健以及心理防护,监测血糖、生活起居等。

【早期预防】

1. 规律的生活习惯　包括低糖、低盐、低脂、高纤维、高维生素饮食、戒烟限酒,这些是预防糖尿病的最佳饮食配伍。科学有效地运动锻炼,避免肥胖。

2. 定期监测血糖　以尽早发现无症状性糖尿病。应该将血糖测定列为中老年人常规的体检项目,即使是健康者,仍要定期测定。正常人血糖水平:空腹 3.9 ~ 6.1mmol/L,餐后两小时应在 4.4 ~ 7.8mmol/L。

【饮食指导】

1. 三大营养素比例要合适　碳水化合物(占总热量的 55% ~ 60%)、脂肪(占 20% ~ 30%)、蛋白质(占 15% ~ 20%)要以合适的比例给机体提供热量。

2. 动物蛋白和植物蛋白比例要合适　动物蛋白:植物蛋白 = 1:1 比较合适。动物性蛋白的主要来源是肉、蛋、鱼、奶类,最优的是蛋奶类,肉类中白肉(如鱼,鸡,鸭等)优于红肉(猪、牛、羊等)。植物性蛋白主要存在米、面、豆类和蔬菜里,尤其以豆类最佳。

3. 蔬菜和水果搭配要合适　蔬菜与水果是糖尿病病人每天必不可少的食物,它们的搭配也有讲究。一般来说,蔬菜每天 500g,水果则可根据病情科学合理地选用。

4. 摄入量与消耗量保持平衡　糖尿病病人应注意控制饮食,防止因多吃、少动造成能量过剩。应坚持每天摄入的能量与消耗的能量达到平衡,维持标准体重,保持身体健康。

【运动指导】

1. 适合运动的糖尿病病人　①轻度和中度的 2 型糖尿病病人,尤其是肥胖型病人。②经饮食控制和药物治疗后,病情好转的 1 型糖尿病病人。③有轻度血管病变、高血压、冠心病等糖尿病合并症者。

2. 运动强度　以轻中度的有氧运动为宜,例如散步、慢跑、骑自行车、打太极拳等。中等强度运动量的计算方法:运动时每分钟脉搏 = 170 - 年龄。

3. 运动时间　一般来说,每日或隔日运动一次,运动时间应控制在 30 ~ 45 分钟。一般不应超过 1 小时。

4. 注意事项

(1)运动疗法前要进行必要的检查,如血糖、酮体、血脂、肺功能、肝功能,全面了解病情。

(2)要随身携带糖尿病病情卡,卡上写姓名、年龄、住址及电话,并写明若发生意外该如何处理。

(3)随身携带几块糖果,当感到饥饿、惊慌、出冷汗、头晕及四肢无力等低血糖症状时及时食用。

(4)外出运动时要告诉家人运动的时间及地点,当感觉身体状况不好时应立即停止运动,及时寻求他人救助。

(5)运动中防止意外事故的发生,如擦伤皮肤、摔倒等。运动中要循序渐进,着装要宽松合体,特别是鞋袜要合适、柔软、不能磨脚。

(6)合并有冠心病、高血压等疾病的老年人,运动量不宜过大,应随身备好急救药物。

(7)运动后不要马上坐下或躺下,适当活动肢体,再逐渐停止运动。

5. 不适宜做运动的糖尿病病人 ①血糖高于16mmol/L或伴有急性感染、非酮症酸中毒、心肌梗死者。②重型糖尿病,且病情控制不佳,在清晨没有注射胰岛素时,不要进行运动,以免发生酮症酸中毒。③在胰岛素作用最强的时间,如上午11时,不适宜进行运动;注射胰岛素后吃饭前也要避免运动,防止发生低血糖。④有妊娠、腹泻、呕吐、不能进食情况者以及血糖过高、胰岛素剂量太大、情绪波动者。⑤有严重的糖尿病肾病、视网膜病变或伴有肺结核、肝病等。

【用药指导】

糖尿病的药物治疗分为口服降糖药物以及皮下注射胰岛素。

1. 口服降糖药的注意事项

(1)要知晓药物化学名称,清楚药物的不良反应,了解药物的排泄途径和禁忌证。

(2)不吃饭不用降糖药,吃得少降糖药要减量。

(3)降糖药应从小剂量开始使用。

(4)进食量准确,生活有规律是调整降糖药用量的前提。

(5)调整药物治疗的依据是糖尿病病人的血糖监测记录。

2. 应用胰岛素治疗的注意事项

(1)准确用药:遵医嘱做到剂量准确,按时注射。要注意监测用药前后血糖的变化,以调整药量。胰岛素注射时间应在餐前15~30分钟。

(2)注射部位:注射的部位应在皮肤疏松的部位,如大腿前侧、腹部、上臂和臀部,注意避开皮下大血管、神经及骨关节周围。注射部位要经常更换,可将注射区域分左右两侧,各注射一周,左右侧轮换;同一注射部位内的区域轮换,应从上次的注射点移开约1手指宽度的距离进行下一次注射,尽量避免在一个月内重复使用同一个注射点。

(3)胰岛素储存:胰岛素需要冷藏保存,存放在2~8℃的环境中,在有效期内不影响胰岛素的效价,应避免过冷过热、太阳直晒。

【病情监测】

1. 尿糖监测 将尿糖试纸浸入尿液中湿透,1秒钟后取出,在1分钟内观察试纸的颜色,并与标准色板对照,即能得出测定结果。

2. 血糖监测 血糖仪操作方法简单易行,老年人可随时随地检测自己的血糖,及时了解病情。血糖监测时应注意以下几点:①用酒精消毒皮肤,预防感染;②手指需干燥,防止血液稀释影响血糖值;③不要过分用力挤血;④及时记录监测结果。血糖监测的时间一般为餐前、餐后2小时,睡前。

3. 胰岛素和胰岛素释放试验 老年人多存在胰岛素功能低下和胰岛素抵抗。

4. 糖化血红蛋白 此指标可反映较长时间内血糖的变化情况。病人应每隔2~3个月复查糖化血红蛋白一次。

【常见并发症预防】

1. 糖尿病肾病

(1)控制高血糖:从患糖尿病起就应积极控制血糖,血糖控制越理想,患糖尿病肾病的概率越低。

(2)控制高血压:积极控制高血压,做到少盐饮食、适当锻炼,已确诊为高血压者在医生指导下坚持服用降压药物。

（3）控制高血脂：血液中低密度脂蛋白及胆固醇浓度增高是发生糖尿病肾病的危险因素。因此，有血脂紊乱者，应进行调脂治疗。

（4）定期体检：坚持定期体检，特别要检查尿微量白蛋白。

（5）药物治疗：一旦出现微量白蛋白尿，不管有无高血压，都要在医生指导下服用血管紧张素转换酶抑制剂或血管紧张素受体阻断类药物。

（6）合理膳食：限制蛋白质摄入量、少盐饮食、补充铁质、钙质，有助于肾脏的恢复。

（7）戒烟：吸烟的糖尿病病人肾功能衰退速度比不吸烟病人快得多，因此要劝解病人戒烟。

（8）防治泌尿系统感染：糖尿病病人易发生泌尿系统感染。发生泌尿系统感染后要进行正规的抗生素治疗，以免使原本已受损的肾脏病情加重。

（9）避免使用损伤肾脏的药物：服药前一定要阅读说明书或向医生咨询。

2. 糖尿病足

（1）足部的自我检查：每天要进行双足检查，观察足部皮肤颜色、温度改变，以及足底部皮肤有无肿胀、鸡眼、甲沟炎、甲癣、红肿、青紫、水疱、溃疡、坏死等。如发现上述情况，应及时就诊，并说明自己患有糖尿病，不要自行处理足部疾患。

（2）检查鞋内异物：每次穿鞋前要仔细检查鞋内有无坚硬的异物、趾甲屑，鞋的里衬是否平整，以免磨损足部皮肤，导致足损伤。

（3）每天用温水泡脚：泡脚前用手肘测水温，感觉水温不烫即可，洗后用软毛巾轻轻擦干，脚趾间也要擦干。如脚易出汗，可以用爽身粉扑在脚上及脚趾之间，多余的粉要拂掉。如足部皮肤干燥，可用羊脂涂擦，但不可常用，以免皮肤过度浸软。

3. 预防外伤　切忌赤脚走路，外出时不可穿拖鞋。选择轻巧柔软、前头宽大的鞋子，袜子以弹性好、透气及散热性好的棉毛质地为佳。

4. 多做腿部运动改善下肢血液循环

（1）提脚跟：将脚跟提起、放下，重复20次。

（2）甩腿：一只脚踩于一块砖上，手扶椅子，前后甩动另一只脚，甩动10次后脚尖着地，顺时针、逆时针方向旋转踝关节20次，然后再换另一只脚，重复做上述动作。

（3）坐椅运动：双臂交叉于胸前，双腿分开与肩宽，然后做坐下、起立动作10次。

（董　博）

第八节　骨质疏松症

一、疾病概述

骨质疏松症（osteoporosis，OP）是一种以低骨量、骨的微观结构退化为特征的，致使骨的脆性增加以及易于发生骨折的一种代谢性疾病。主要表现为单位体积内骨量减少，骨基质有机成分及钙盐沉着降低，但基本结构保持不变。目前世界上骨质疏松症的病人将近2亿，故此病与糖尿病、老年痴呆一起被列为三大重点攻关的老年性疾病。

【病因及发病机制】

1. 病因　导致骨质疏松发生的原因有很多，但最基本的原因就是骨钙的流失。

（1）遗传因素：先天骨钙缺失或钙吸收障碍。

（2）生理因素：发生骨质疏松常见人群有：绝经期后的妇女，伴发某些疾病如甲状旁腺功能亢进、糖尿病、乳糖酶缺乏症、慢性消化道疾病或胃肠功能差者，体重低于标准者。

（3）生活方式：缺乏户外运动者，嗜烟酒及过量摄入咖啡者以及长期服用某些药物者某些药物如苯巴比妥、苯妥英钠、环孢素 A、糖皮质激素等。

2. 发病机制　骨质疏松的发病机制至今仍不十分清楚，目前多数学者认为是各种因素导致雌激素和钙缺乏，单位体积内骨量减少，以致骨的结构改变，表现为骨密度降低，骨皮质变薄，髓腔增宽，骨小梁减少等。

【临床表现】

1. 身材变矮、驼背　许多老年病人会发现随着年龄的增长，自己身形逐渐变矮，甚至出现"驼背"。这是因为脊椎是人体的支柱，负重量大，容易被压缩变形，使脊柱向前倾斜，背曲度加大，随着年龄增长，骨质疏松加重，驼背曲度加大。

2. 腰背痛或全身骨痛　腰背痛是骨质疏松症病人最常见的临床症状，甚至有些病人出现不明原因的周身疼痛，占所有症状中的 70%～80%。其疼痛的典型特点是由脊柱向两侧扩散，长久站立或坐位时疼痛可加重，仰卧休息后疼痛减轻。

3. 骨折　是骨质疏松症最严重的并发症。常见部位为髋部及脊椎，发生率随着年龄增长而增加迅速，大于 85 岁者每增加 1 岁，骨折将增加 3%以上。

4. 呼吸功能下降　由于脊柱弯曲、胸廓畸形、椎体骨折等，病人的肺或支配神经受压，都可能影响肺功能。

【辅助检查】

1. 生化检查　包括骨形成指标、骨吸收指标及血、尿骨矿成分。老年人发生改变的主要有：①骨钙素：是骨更新的敏感指标，可有轻度升高；②尿羟赖氨酸糖苷：是骨吸收的敏感指标，可升高；③血清镁、尿镁：均有所下降。

2. X 线检查　当骨量丢失超过 30%以上时才能在 X 线上显示出骨质疏松，表现为皮质变薄、骨小梁减少变细、骨密度减低、透明度加大，晚期出现骨变形及骨折。

3. 骨密度检查　骨密度低于同性别峰值骨量的 2.5SD 以上可诊断为骨质疏松。

【治疗原则】

治疗原则主要是消除引起骨矿物质丢失的危险因素，包括运动、营养、防止跌倒、药物治疗及手术治疗几个方面。

二、保健指导

【疾病知识介绍】

为老年人介绍骨质疏松的相关知识和保健指导，包括讲解补钙及防治骨质疏松的重要性，做到早期预防、早期治疗。

【早期预防】

1. 一级预防　骨质疏松症是无法逆转的，故一级预防的关键就在于获得理想的骨峰值，增加骨钙的储备，所以一级预防应从婴幼儿抓起。首先，孕期及哺乳期妇女应注意多摄入含钙丰富的食物、蔬菜，如牛奶、海带、虾皮、芝麻、黑木耳、绿色蔬菜等，确保每天钙的摄入量在 1500～2000mg。如果孕妇经常出现关节痛、抽筋、腰背痛、乏力等症状，应警惕缺钙。其次，儿童及青少年应注意不偏食，不挑食，不过度减肥，注意合理性及多样化饮食，同时坚持科学合理的生活方式，多进行户外体育锻炼，戒烟酒、浓茶、咖啡等，尽可能保存体内钙质，提高骨量,预防骨质疏松。

2. 二级预防　二级预防主要针对中年人,尤其是绝经期妇女,重点在于减少骨钙的流失。国外学者多主张妇女在绝经后 3 年内应坚持长期雌激素替代治疗,并预防性补钙。活性维生素 D 及钙的补充有利于预防骨质疏松。当然,适量的运动,增强肌肉张力及身体平衡能力,预防跌倒,也是降低骨质疏松发病率的重要措施,跳跃运动是预防骨质疏松最有效的运动项目。另外,绝经期妇女及 60 岁以上男性有必要每 1 ~ 2 年进行一次骨密度的测定,若发现骨密度偏低,应及时接受药物治疗,并加强营养及锻炼。

3. 三级预防　骨质疏松症的三级预防是针对骨质疏松病人,预防的关键在于缓解疼痛,减少钙流失,预防损伤,避免畸形。

【饮食保健】

1. 饮食中加强钙的补充

(1)控制食盐的摄入:过咸饮食,使得尿钠排出增多,同时,钙的排出量也会增加。

(2)多摄入含钙丰富的食物:包括各种豆制品、蘑菇、乳制品、坚果类及新鲜蔬菜等。专家建议骨质疏松病人每天应摄入 1 升牛奶或相应奶制品,保证每日钙摄入量在 1500 ~ 2000mg,摄入不足者应补充钙片。

(3)注意蛋白摄入应适量:过多摄入蛋白质可导致体内形成酸性环境,增加尿钙排出。

(4)掌握食物烹调方法:在熬制动物骨头汤时可倒入适量醋,有利于骨骼中钙的释放,促进人体对钙的吸收;而菠菜等由于含有较多的草酸,限制钙的吸收,因此在烹饪前应用热水焯一下。

2. 戒烟酒、咖啡、浓茶等　长期过量饮酒会加快钙质的流失。而咖啡、茶和可乐等碳酸饮料内含有咖啡因,有兴奋神经的作用,过量摄入可产生轻度利尿作用,增加尿钙排出。

【运动保健】

1. 适当户外运动　日光照射可增加体内维生素 D 的合成,促进钙的吸收;运动则可强壮肌肉及骨骼,提高人体平衡能力,预防跌倒。适合老年人的运动项目包括游泳、太极拳、体操、慢跑等,老年人可根据自身健康状况、爱好选择项目,但要注意患骨质疏松症者不可进行跳跃运动以免造成骨折。

2. 保持正确的姿势　日常生活中应注意保持正确的姿势,切忌弯腰驼背,坐位时最好选择有靠背的坐椅,避免跪坐的方式,睡眠时床垫应选择硬板床或较硬的棕垫等,避免脊柱畸形。

3. 减少意外跌倒　骨质疏松病人应注意避免可引起意外跌倒的因素,减少骨折的发生。

【心理保健】

良好的、积极向上的心理状态,有助于调动人体的内在潜能,促进食欲,调节胃肠及内分泌功能,促进人体代谢。相反,抑郁、悲观的不良心理则可抑制食欲,降低运动愿望,可加重骨质疏松。因此,应学会通过多与他人交流、参加集体活动、寻求心理医师帮助等方式调节情绪,以保持良好的情绪。

【用药指导】

骨质疏松病人应及时就诊,以寻找病因,并遵医嘱服用一些促进钙吸收及抑制骨质分解的药物如降钙素、活性维生素 D、钙片、氟化物等;或者根据自身的体质遵医嘱采用一些可滋阴壮骨益肾的中医处方。

(董　博)

第九节 痛 风

一、疾病概述

痛风(gout)是嘌呤代谢障碍、血尿酸增高引起组织损伤的一组异质性疾病,表现为高尿酸血症、急性关节炎、痛风石、慢性关节炎、关节畸形、慢性间质性肾炎和尿酸性尿路结石等。临床上分为原发性和继发性两大类,其中原发性痛风占绝大多数。多见于老年男性,占95%;妇女在绝经后可发病,占5%。

【病因与发病机制】

1. 病因 痛风与多种因素有关,原发性痛风多由先天性嘌呤代谢异常所致,常与肥胖、糖脂代谢紊乱、高血压、动脉硬化和冠心病等聚集发生有关。继发性者可由肾病、血液病及药物等多种原因引起。

2. 发病机制 由于尿酸生成过多或排泄减少使尿酸在血液中浓度升高,造成高尿酸血症,这是痛风发生的生物化学基础。血液中尿酸过高时,尿酸可析出结晶,沉积在骨关节、肾脏和皮下等组织,造成组织病理学改变,导致痛风性关节炎、痛风肾和痛风石等。

【临床表现】

1. 无症状期 仅有血尿酸波动性或持续性增高,持续时间可长达数年至数十年,有些可终身不出现症状。

2. 急性关节炎期 常于夜间发作,突感大脚趾、四肢关节、手指等处剧痛,关节有红、肿、热、痛炎性表现,持续数日可缓解或消退。

3. 痛风石及慢性关节炎期 表现发作频繁,持续时间长,受累关节增多。痛风结石侵蚀骨质可致骨骼畸形。最常见于耳轮、跖趾关节、掌指关节、指间关节等处。

4. 痛风性肾病 随病程发展可出现痛风性肾病,痛风性尿结石,严重者伴慢性肾功能不全、冠心病及脑动脉硬化等症。

【辅助检查】

1. 血尿酸测定 一般男性:>420μmol/L(7mg/dl),女性>350μmol/L(6mg/dl)可确定为高尿酸血症。

2. 尿液尿酸测定 限嘌呤饮食5天后,每天尿酸排出量仍>3.57mmol(600mg),可认为尿酸生成增多。

3. 关节腔液及痛风结节内容物检测 有助于明确诊断。

4. 影像学检查 包括X线、CT和MRI等。有助于了解与判断尿酸结晶沉积、关节及软组织损伤状况。

【治疗原则】

目前尚无有效办法根治痛风,主要采用药物控制高尿酸血症,迅速终止急性关节炎的发作,防止尿酸结石形成和肾功能损害,同时坚持自我保健与合理治疗相结合。

二、保健指导

【疾病知识介绍】

向老年人及其家属解释痛风发病的病因与诱因,避免发作,定期检查血尿酸。教会老年

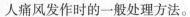

人痛风发作时的一般处理方法。

【早期预防】

1. 防肥胖 肥胖既是痛风发病的危险因素,又是痛风发展的促进因素。肥胖者的血尿酸水平通常高于正常人,若病人伴肥胖还可影响药物效果,降低药物敏感性。因此,肥胖者应当减肥。老年人在节假日期间,不可暴饮暴食,避免营养过剩及肥胖,保持理想体重。

2. 防高脂血症 高脂血症者血液呈高凝状态,可促进动脉粥样硬化的发生与发展,并且高脂血症者常伴肥胖和高尿酸血症,因而高脂血症既构成痛风的危险因素,又将增加痛风病人的心血管并发症,降低病人生活质量。因此,老年人要定期测定血脂,防止发生痛风。

3. 防高嘌呤食物 嘌呤是尿酸生成的来源,如果进食含嘌呤量高的食物极易引起高尿酸血症,诱发痛风发作。

4. 防酗酒 饮酒是痛风发作的最重要诱因之一。这是由于酒的主要成分乙醇可使体内乳酸增加,而乳酸可抑制肾小管对尿酸的排泄;乙醇还能促进嘌呤分解而直接使血尿酸升高;同时,酒类本身可提供嘌呤原料,如啤酒内就含有大量嘌呤成分。因此,大量饮酒可致痛风发作,长期慢性饮酒可发生高尿酸血症。

5. 防剧烈运动 剧烈运动后体内乳酸产生增加,可抑制肾小管排泄尿酸而使血尿酸升高。剧烈运动还可致出汗过多,机体失水而使血容量、肾血流量减低而影响尿酸排泄,引起一过性高尿酸血症。

6. 防受寒及过度劳累 受寒及过度劳累均可使人体自主神经调节紊乱,易致体表及内脏血管收缩,包括肾血管的收缩,从而引起尿酸排泄减少。在日常生活中老年人要劳逸结合,避免过度劳累和精神紧张。良好的生活习惯,可大大降低痛风发生率。

【饮食指导】

根据老年人的习惯设计饮食控制方案,并给予耐心细致的指导,对自己准备膳食的老年人还应指导食品的选购。指导老年人合理选择食物,改变食物的加工方法,选择碱性食物,避免摄入含嘌呤高的食物。

1. 限制总能量、保持理想体重 病人可食用富含碳水化合物的米饭、馒头等。但应尽量少食蔗糖或甜菜糖;超重或肥胖者应该减轻体重。减轻体重应循序渐进,否则,容易导致酮症或痛风急性发作。

2. 限制蛋白质,低脂肪饮食 按照比例来摄取,蛋白质摄入量 $0.8 \sim 1.0g/(kg \cdot d)$。主要选用牛奶、奶酪、脱脂奶粉和蛋类的蛋白部分。因为它们既是富含必需氨基酸的优质蛋白,又含嘌呤甚少。少吃脂肪,因脂肪可减少尿酸排出。脂肪摄取应控制在总热量的 $20\% \sim 25\%$ 以内。

3. 严格限制嘌呤食物 高嘌呤的食物可使血尿酸升高,甚至导致关节炎的急性发作。嘌呤量每日应严格控制在 300mg 以内。现根据嘌呤含量的高低将食物分类,详见表9-2、表9-3 及表9-4。

表9-2 嘌呤含量高的食物(每100g食物嘌呤含量150～1000mg)

类别	品种
内脏	牛肝,牛肾,猪肝,猪小肠,胰脏,脑
水产类	凤尾鱼,沙丁鱼,白带鱼,白鲳鱼,鲭鱼,鲱鱼,鲢鱼,小鱼干,牡蛎,蛤蜊
肉汤	各种肉、禽制的浓汤和清汤

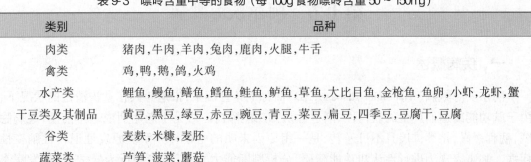

表9-3　嘌呤含量中等的食物（每100g食物嘌呤含量50~150mg）

类别	品种
肉类	猪肉,牛肉,羊肉,兔肉,鹿肉,火腿,牛舌
禽类	鸡,鸭,鹅,鸽,火鸡
水产类	鲤鱼,鳗鱼,鳝鱼,鳕鱼,鲑鱼,鲈鱼,草鱼,大比目鱼,金枪鱼,鱼卵,小虾,龙虾,蟹
干豆类及其制品	黄豆,黑豆,绿豆,赤豆,豌豆,青豆,菜豆,扁豆,四季豆,豆腐干,豆腐
谷类	麦麸,米糠,麦胚
蔬菜类	芦笋,菠菜,蘑菇

表9-4　嘌呤含量很少的食物（每100g食物嘌呤含量<50mg）

类别	品种
谷类	大米,小米,米粉,大麦,小麦,荞麦,玉米,面粉,面条,麦片,白薯,马铃薯,芋头,面包,馒头,苏打饼干,蛋糕
蔬菜类	白菜,卷心菜,芥菜,芹菜,青菜,芥蓝菜,茼蒿菜,苦瓜,冬瓜,南瓜,丝瓜,茄子,青椒,萝卜,胡萝卜,黄瓜,甘蓝,莴苣,刀豆,西红柿,洋葱,葱,姜,蒜头
水果类	橙、橘、梨、苹果、桃、西瓜、香蕉、哈密瓜等各种水果
干果类	花生,核桃,杏仁,葡萄干,栗子,瓜子
乳类	牛奶,酸奶,奶粉,炼乳,奶酪,适量奶油,冰淇淋
蛋类	鸡蛋,鸭蛋
其他	海参、海蜇皮、海藻、猪血、猪皮、枸杞、木耳、红枣、蜂蜜、茶、咖啡、巧克力、可可等

4. 应多食碱性食物　如白菜、油菜、胡萝卜与瓜类等,此类黄绿色蔬菜呈碱性,可促进尿液中尿酸溶解,增加尿酸排出量,防止形成尿酸性结石。

5. 补水　多饮水有利于尿酸的排出。每天饮开水量至少3000ml,使尿量保持在2000ml左右,可以减少结石在肾脏和输尿管的形成。

【休息指导】

注意休息,避免过度劳累。当痛风性关节炎发作时,要绝对卧床休息,抬高患肢,避免受累关节负重。疼痛缓解72小时方能下床活动。

【用药指导】

不宜使用抑制尿酸排出的药物。妥善处理诱发因素,禁用或少用影响尿酸排泄的药物,如青霉素、四环素、大剂量噻嗪类利尿药等。

【生活指导】

向病人及其家属讲解避免痛风的诱发因素,避免受凉、过度疲劳、精神紧张;戒烟、戒酒,避免饮浓茶、咖啡、可可等饮料。因痛风严重时可能导致溃疡的发生,故要保持患部皮肤清洁,避免皮肤感染的发生。

【心理指导】

护士应向老年人宣教痛风有关知识,讲解疾病与饮食的关系,给予精神上的安慰与鼓励,使其能够配合治疗。

（刘　伟）

第十节　阿尔茨海默病

一、疾病概述

阿尔茨海默病(Alzheimer disease,AD)简称老年性痴呆,指老年人在意识清楚的状况下,由于脑功能减退而产生的获得性、渐进性认知功能障碍。常见于老年期或老年前期,起病隐匿,病程缓慢,持续进展且不可逆转,是一组原因未明的中枢神经系统原发性退行性脑变性疾病。临床表现为进行性认知功能障碍,分析判断能力衰退,情绪和行为异常。AD 发病率随年龄增高而增加,65 岁以上患病率约为 5%,85 岁为 20%。目前,我国现有 AD 病人已达 700 多万,预计到 2050 年,将超过 2000 万人。

【病因与发病机制】

1. 病因　老年性痴呆的病因研究较多,但迄今未明。AD 并非单一因素所致,可能有多种因素参与。一般认为与下列因素有关:

(1)遗传因素:25%～40% 的老年性痴呆与遗传因素有关。AD 病人的一级亲属有较高的患病风险,为常染色体显性遗传。

(2)环境因素:脑外伤、吸烟、重金属接触史、高血糖、高胆固醇等都可增加患病风险。

(3)营养缺乏:维生素 B、维生素 A、维生素 E 及叶酸缺乏可能与老年性痴呆的发病有关。

(4)其他:慢病毒感染、药物、雌激素减少、高龄、性别、重大不良生活事件积累及受教育程度低等因素可能与老年性痴呆的发病有关。

2. 发病机制　AD 病人大脑皮质和海马存在大量神经原纤维缠结,神经纤维缠结的神经元呈退行性变化;大脑皮质、海马、杏仁核和丘脑存在大量的老年斑。AD 病人大脑的重量减轻、体积缩小,神经细胞脱失,大脑皮质弥漫性萎缩、脑沟脑裂增宽、脑室扩大。

【临床表现】

本病最突出的首发症状是记忆力下降,记忆障碍以记住新知识能力受损和回忆近期知识困难为特点。随着病情的发展,意识一般会越来越混乱,情绪焦虑,记忆衰退,甚至生活无法自理。临床表现可分以下三个阶段:

1. 第一阶段(健忘期)　该期的表现是记忆力明显减退,会忘记讲过的话、做过的事或重要的约会等,逐渐连往事也遗忘了。同时,老年人的思维分析能力、判断能力、视空间辨别功能、计算能力等也有所降低。老年人有情绪不稳定,性格发生改变。

2. 第二阶段(混乱期)　该期除健忘期表现的症状加重外,突出的表现是视空间辨认障碍明显加重,不能判断方向、地点,极易迷路。常出现穿衣困难,或把裤子当上衣穿;记不起朋友或亲人的名字,甚至不认识他们的模样。尽管有时会自言自语,但难以和别人交谈。

3. 第三阶段(极度痴呆期)　极度痴呆期病人进入全面衰退状态,生活完全不能自理,如吃饭、穿衣、沐浴均需他人照顾,大小便失禁。不能正常交流,思考问题。自己不能主动活动。

【辅助检查】

1. 影像学检查　CT 或 MRI 检查,显示不同程度的脑室扩大和皮质萎缩、脑沟变宽。

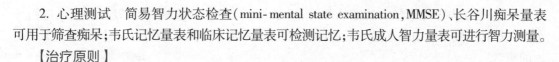

2. 心理测试　简易智力状态检查(mini-mental state examination, MMSE)、长谷川痴呆量表可用于筛查痴呆;韦氏记忆量表和临床记忆量表可检测记忆;韦氏成人智力量表可进行智力测量。

【治疗原则】

由于老年性痴呆的病因及发病机制未明,目前尚无特效治疗方法,但通过早期发现、早期诊断和早期治疗可延缓病情进展。临床以对症治疗为主,包括药物治疗改善认知功能及记忆障碍,对症治疗改善精神症状。

二、保健指导

【疾病知识介绍】

向老年人及家属解释痴呆发病的相关因素,普及老年性痴呆的预防保健知识。如老年人有明显记忆力下降,子女要尽快带老年人到医院就诊,明确诊断后立即进行早治疗干预。

【早期预防】

1. 提高防病意识　大力开展科普宣传,普及有关老年性痴呆的预防保健知识,让公众能够识别痴呆早期症状。预防老年性痴呆应从中年做起,积极防治高血压、脑血管病、糖尿病等慢性病,对老年痴呆做到早发现、早诊断、早干预。

2. 预防脑力衰退　积极合理用脑、劳逸结合,延缓病情进展。读书、写心得、下棋、记日记都是简单而有助于脑力训练的方法。

3. 饮食均衡　每天都要均衡摄取蛋白质、膳食纤维、维生素、无机盐等,低盐、低动物性脂肪、低糖饮食,注意戒烟限酒。

4. 适度运动　手的运动很重要,老年人常做一些复杂精巧的手工,会促进脑的活力,做菜、写日记、吹奏乐器、画画等都有预防痴呆的效果。

5. 保持好奇心　对事物常保持高度的兴趣及好奇心,可以增加人的注意力,防止记忆力减退;老年人应该多做些感兴趣的事及参加公益活动、社会活动等来强化脑部神经。

6. 保持性格开朗　避免过于深沉、消极的生活态度,要以开朗的心情生活。善于交流,保持良好的人际关系,找到自己的生存价值。

【日常生活指导】

1. 穿着　衣服质地要舒适、柔软、穿脱方便,衣服纽扣不能过小,以弹性裤腰带取代皮带。衣裤长短要适度、合身。尽量鼓励和指导病人参与衣服穿脱过程,并且告诉他们穿着的方法和步骤。

2. 进食　提供舒适、安静的进餐环境,最好是与其家属一起进食,增加感情交流的机会,鼓励老年人自己进食,并规定进食的量、进食的时间。进食的时候必须有人照看,食物要无刺、无骨、容易消化,以半流质或软食为宜,食团的大小要合适。协助病人清洁口腔,以保持口腔的舒适。

3. 睡眠　睡眠环境应保持安静、温度合适。白天睡眠应控制在 1 小时左右,每天保证有 6～8 小时的睡眠,夜间不让病人单独居住,以免意外发生。对严重失眠者遵医嘱给予镇静药辅助入睡。病人烦躁时,要给予床档保护,并轻声安慰。

4. 环境　在病人活动的环境设置明显的提示性标志,如卧室、厕所、物品的名称等功能居室的鲜明标志,提醒病人熟悉居住环境及物品。

5. 活动　为提高老年人的活动能力、增加老年人的社会接触,家属及医护人员应引导老年人进行一些令他们感兴趣的活动,做一些他们所关心的事情,限制活动只能加重痴呆老人的病情。

【康复训练】

1. 语言训练　老年痴呆病人均有不同程度语言功能障碍,照顾者要有足够的耐心和恒心,主动与病人交流,交谈始终要保持目光亲切,态度温和,说话语言简单通俗、语调适中、吐词清晰。鼓励病人多说话,多读书,听广播,看电视,接受来自外界的各种刺激。

2. 记忆训练　①瞬时记忆训练:为病人念一串不按顺序的数字,从三位数起,每次增加一位,例如:123,1236……念完后立即让病人复述,直至不能复述为止,以训练病人瞬时记忆。②短时记忆训练:让病人看几件熟悉物品,如手机、苹果、表等,然后收起来,让病人回忆刚才看见了什么东西,物品数量可由少到多,看的时间可由长到短,以训练病人短时记忆。③长时记忆训练:让病人回忆家里的亲戚朋友、或者前几天看的电视内容以及家中发生的事情等,以训练病人长时记忆。

【饮食指导】

1. 饮食调整　老年人膳食应保证足够的营养,应给予高蛋白、高维生素饮食。同时要适当补充健脑食品,如核桃、莲子、芝麻、桂圆肉、蜂王浆、胡萝卜、番茄等;维生素 B_{12} 缺乏可致神经营养障碍、神经变性等,因此应注意维生素 B_{12} 的补充;注意减少铝的摄入,不用铝制炊具。

2. 饮食规律　由于痴呆老年人记忆力减退,有时忘记吃饭,所以,老年人一日三餐应有规律,防止老年人暴饮暴食。

【安全指导】

1. 防跌倒　房间内、浴池及厕所的地面保持干燥。洗手间应铺防滑垫,厕所或厅室墙壁上安装扶手。病人床边应设置保护栏杆,单独活动时应有人陪伴或搀扶。外出行走勿穿拖鞋,要穿防滑鞋。

2. 防烫伤　病人洗澡、喝水的水温不能太高,热水瓶放在不易碰撞之处,防止烫伤。

3. 防走失　为病人提供较为稳定的生活环境,尽可能避免经常搬家。为防止走丢,需在病人衣服及包内放置卡片或系腕带,卡上写清病人的姓名、疾病、家庭住址、联系的电话号码等。

4. 防自伤　在护理病人的同时,要保管好尖锐的器具、药物等,避免出现自伤行为。当病人出现了暴力行为时,应保持镇定并安慰病人,必要时给予药物控制。

【用药指导】

熟悉老年痴呆常用药物的作用及使用方法,指导家属适当保管药物,并按时给病人服用。

【心理疏导】

1. 了解病人的心理状态,经常给予帮助,照顾,鼓励他们参加力所能及的家庭、社会活动。

2. 沟通　生活中尽量花时间倾听他们的倾诉,及时了解病人的想法,与他们沟通时使用简单、直接、形象的语言,多给他们鼓励、肯定和赞赏。

3. 抚触　照顾者可以通过和病人握手、互相拥抱、一起散步及互相帮助等方式,主动地去关心照顾病人,耐心做好解释、安慰工作,温暖病人的心灵。

（刘　伟）

护考模拟题

1. 以下**不属于**老年人上呼吸道感染的诱因
   A. 吸烟   B. 过度劳累   C. 淋雨
   D. 酗酒   E. 运动

2. 老年人上呼吸道感染用药指导中的注意事项**不正确**的是
   A. 合理使用抗感染药物   B. 抗生素作为预防用药   C. 病情缓解及时停药
   D. 早期服用抗病毒药物   E. 不可自行增减药量

3. 老年上呼吸道感染病人的生活环境**不正确**的是
   A. 适宜温度   B. 适宜湿度   C. 关闭窗户
   D. 安静   E. 食醋熏蒸

4. 慢性阻塞性肺气肿病人的主要症状是
   A. 咳嗽   B. 咳痰   C. 气急
   D. 咯血   E. 胸闷

5. 慢性阻塞性肺气肿病人最主要的发病原因是
   A. 吸烟   B. 感染   C. 空气污染
   D. 过敏   E. 寒冷

6. 慢性阻塞性肺气肿病人应**避免**的食物是
   A. 高热量   B. 高蛋白   C. 高维生素
   D. 高糖   E. 易消化

7. 慢性阻塞性肺气肿的老年病人饮食注意事项中**不正确**的是
   A. 少食多餐   B. 细嚼慢咽   C. 餐后避免平卧
   D. 餐前喝汤   E. 多饮水

8. 老年高血压的诊断标准是
   A. 血压≥130/85mmHg   B. 血压≥140/90mmHg   C. 血压≥140/95mmHg
   D. 血压≥150/95mmHg   E. 血压≥160/100mmHg

9. **不符合**老年高血压特点的是
   A. 心、脑、肾靶器官并发症多见   B. 血压波动较大
   C. 多以收缩压升高为主   D. 易发生直立位低血压
   E. 多以舒张压升高为主

10. 高血压发病原因**不正确**的是
    A. 性别   B. 空气污染   C. 遗传
    D. 肥胖   E. 摄盐量

11. 患高血压的老年人测量血压方法**不正确**的是
    A. 定时   B. 定体位   C. 定地点
    D. 定部位   E. 定血压计

12. 老年人高血压用药指导**不正确**的是
    A. 按时服药   B. 按量服药   C. 观察服药后不良反应
    D. 血压平稳后停药   E. 服药后不宜持久站立

13. 下列**不是**冠心病危险因素的是
    A. 高血压　　　　　　　　B. 高血脂症　　　　　　　　C. 吸烟
    D. 糖尿病　　　　　　　　E. 适当运动

14. 下列**不是**老年人心绞痛特点的是
    A. 常表现为典型的心前区疼痛
    B. 老年人夜间发病率高
    C. 劳累、饱餐、情绪激动、寒冷可诱发
    D. 易发生直立性低血压
    E. 可表现为脑缺血发作症状

15. 硝酸甘油**不正确**的使用方法是
    A. 注意有效期　　　　　　B. 观察不良反应　　　　　　C. 随病情自行调节服药
    D. 遵医嘱用药　　　　　　E. 随身携带

16. 老年冠心病病人的饮食**不宜**吃
    A. 蔬菜　　　　　　　　　B. 咖啡　　　　　　　　　　C. 鱼肉
    D. 水果　　　　　　　　　E. 豆类

17. 脑血管疾病最重要的危险因素是
    A. 心脏病　　　　　　　　B. 吸烟酗酒　　　　　　　　C. 高脂血症
    D. 高血压　　　　　　　　E. 糖尿病

18. 对于吞咽困难的脑血管病人应选取的饮食是
    A. 普通饮食　　　　　　　B. 高脂饮食　　　　　　　　C. 高纤维饮食
    D. 流质饮食　　　　　　　E. 半流质饮食

19. 脑出血病人应采取的体位是
    A. 平卧位　　　　　　　　B. 侧卧位　　　　　　　　　C. 半卧位
    D. 头高脚低位　　　　　　E. 头低脚高位

20. 高脂血症病人的生活指导**不正确**的是
    A. 饥饿疗法　　　　　　　B. 戒烟忌酒　　　　　　　　C. 限制糖类食物
    D. 适量饮茶　　　　　　　E. 控制脂肪摄入

21. 下列有关老年期胰腺的变化,叙述**不正确**的是
    A. 胰岛细胞变性
    B. 胰岛素分泌相对增加
    C. 循环血液中存在抗胰岛素抗体
    D. 周围组织的胰岛素受体量减少
    E. 胰腺组织萎缩

22. 下列**不属于**糖尿病慢性并发症的是
    A. 神经病变　　　　　　　B. 冠心病　　　　　　　　　C. 视网膜病变
    D. 贫血　　　　　　　　　E. 肾病

23. 糖尿病的病因**不包括**
    A. 胰岛 B 细胞分泌胰岛素减少
    B. 糖类摄入减少糖耐量减退
    C. 胰岛素敏感性降低

D. 肥胖

E. 葡萄糖被肌肉摄取、存储和代谢增加

24. 老年糖尿病的特点**不包括**

A. 症状不典型或完全无症状　　　　B. 心血管、神经及肾病并发症多见

C. 多为 1 型糖尿病　　　　D. 易为伴随疾病掩盖症状

E. 防御感染能力明显降低

25. 关于老年人应用降糖药物的描述，**错误**的是

A. 注射胰岛素必须与饮食配合好，不可剧烈运动

B. α 糖苷抑制剂（拜糖平）主要控制空腹血糖

C. 由于肝肾功能减退，容易发生低血糖

D. 老年糖尿病不主张胰岛素强化治疗，计量调整应微调

E. 二甲双胍是老年糖尿病的基础用药，用于糖尿病前期及糖尿病全程治疗

26. 老年骨关节病临床表现描述中**不妥**的是

A. 主要症状是患病关节部位疼痛　　　　B. 早期轻，逐渐发展加重

C. 活动多后疼痛可加重　　　　D. 部分病人休息时也疼痛

E. 病人易发生骨折

27. 老年骨关节病治疗措施中**不正确**的是

A. 休息、保护关节

B. 避免过度活动或损伤关节

C. 可使用抗炎镇痛药或理疗减轻疼痛

D. 更年期女病人可使用糖皮质激素减轻疼痛

E. 保守治疗无效可手术治疗

28. 老年骨质疏松临床表现下列**不正确**的是

A. 本病多不引起任何症状

B. 易发生骨折，多见髋关节、脊椎骨折

C. 脊柱椎体压缩性骨折可引起身长缩短

D. 部分病人以全身骨痛、腰背痛多见

E. 疼痛原因是由骨关节病所致

29. 痛风的病因**不包括**

A. 遗传性疾病　　　　B. 肾病　　　　C. 酗酒

D. 感染　　　　E. 血液病

30. 关于痛风病人的饮食指导，下列**不正确**的是

A. 低蛋白饮食　　　　B. 低脂肪饮食　　　　C. 低盐饮食

D. 多食蔬菜　　　　E. 动物内脏

31. AD 病是指

A. 老年性痴呆　　　　B. 血管性痴呆　　　　C. 混合型痴呆

D. 焦虑　　　　E. 精神分裂症

32. 老年性痴呆的首发症状是

A. 言语障碍　　　　B. 记忆障碍　　　　C. 失认

D. 人格改变　　　　E. 智力障碍

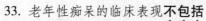

33. 老年性痴呆的临床表现**不包括**
   A. 以记忆障碍为早期症状
   B. 人格改变为典型症状
   C. 起病隐匿,进行性发展
   D. 痴呆为部分性的
   E. 脑 CT 检查可有弥漫性萎缩

实 践 指 导

实践一　老年冠心病的保健指导

【实践目的】

1. 具有高度的责任心,关爱老年人,维护老年病人健康。

2. 熟练掌握老年人冠心病的保健指导方法。

3. 学会运用冠心病的保健指导方法,开展老年冠心病的健康指导。

【实践学时】

1 学时。

【组织形式】

案例分析、分组讨论、教师指导。

【资源准备】

案例资源:男性,65 岁,发作性胸痛 2 年,加重 22 小时。

病人 2 年前开始出现劳累、激动后胸骨后疼痛,呈烧灼样,伴出汗,疼痛无放射,持续几分钟,休息后可自行缓解,偶尔自服治疗"胃病"的药物效果不明显,未就医,22 小时前,病人无明显诱因又出现胸骨后疼痛,伴下颌部不适,无恶心、呕吐,持续不缓解,患病以来,睡眠差,二便正常,无消瘦。既往,无高血压病、糖尿病病史,无药物过敏史,吸烟20 年,20 支/日,不饮酒,无冠心病家族史。

查体:T 36.7℃,P 96 次/分,R 20 次/分,BP 120/80mmHg,神志清,巩膜无黄染,睑结膜无苍白,口唇无发绀,双肺呼吸音清,心界不大,心率96 次/分,律齐,心尖部第一心音减弱,心尖部可闻及 3/6 级 BSM,向胸骨左缘方向传导。腹平软,肝脾肋下未及,双下肢不肿。

辅助检查:心电图:$V_3 \sim V_5$ST 段抬高 0.3 ~ 0.5mV,呈弓背向上,CK 1332IU/L,CK-MB 288IU/L。

诊断:冠心病,急性前壁心肌梗死,心脏不大,窦性心律,乳头肌功能不全,心功能 I 级。

讨论:

1. 该病人健康指导包括哪些方面?

2. 针对病人当前主要问题如何对病人及家属进行保健指导?

【方法与过程】

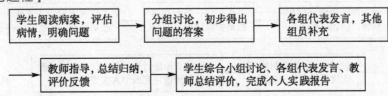

【实践报告】

根据病人病情,列出进行生活指导、饮食指导及用药指导内容。

【实践评价】

1. 采用教师评价、小组互评与学生自评相结合的方法。

2. 以学生在案例讨论中的表现以及完成实训报告的情况等方面进行综合评价。

3. 根据病人病情正确拟定健康指导的内容是本次实训评价的重点内容。

（彭斌莎）

实践二　脑血管病人的保健指导

【实践目的】

1. 具有高度的责任心,关爱老年人,维护老年病人健康。

2. 熟练掌握老年人脑血管疾病的保健指导方法。

3. 学会运用脑血管疾病的保健指导方法,开展老年脑血管疾病的健康指导。

【实践学时】

1 学时。

【组织形式】

案例分析、分组讨论、教师指导。

【资源准备】

案例资源:病人,女,78 岁。入院前 4 小时突然觉得头痛,同时发现左侧肢体乏力,左上肢不能持物,左下肢不能行走,恶心伴呕吐胃内容物数次。无意识丧失,无四肢抽搐,无大小便失禁,即送医院急诊。

体格检查:神清,BP 185/95mmHg,HR 80 次/分,律齐,EKG 示窦性心律。对答切题,双眼向右凝视,双瞳孔等大等圆,对光反射存在,左鼻唇沟浅,伸舌略偏左。左侧肢体肌张力增高,左侧腱反射略亢进,肌力 3 级;右侧肢体肌张力正常,肌力 5 级。左侧巴宾斯基征(＋),右侧病理征(－)。颈软,凯尔尼格征(－)。

辅助检查:头颅 CT 示右侧颞叶血肿。

既往史:病人原有高血压史十余年,平时不规则服药,不监测血压。否认有慢性头晕头痛,反复意识障碍,否认长期偏侧肢体麻木乏力症状,否认长期慢性咳嗽、咳痰、咯血、腹痛、便血、低热、体重减轻史。发病前无短暂性意识障碍、眩晕、四肢轻瘫及跌倒发作。

诊断:出血性脑血管病。

讨论:

1. 该病人健康指导包括哪些方面?

2. 针对病人当前主要问题如何对病人及家属进行保健指导?

【方法与过程】

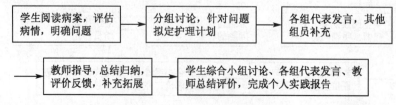

【实践报告】

根据病人病情,列出进行生活指导、饮食指导及用药指导内容。

【实践评价】

1. 采用教师评价、小组互评与学生自评相结合的方法。

2. 以学生在案例讨论中的表现以及完成实训报告的情况等方面进行综合评价。

3. 根据病人病情正确拟定健康指导的内容是本次实训评价的重点内容。

(彭斌莎)

附录　护考模拟题参考答案

第一章　绪论

1. C　　2. A　　3. D　　4. D　　5. B　　6. A　　7. E　　8. A　　9. E　　10. C
11. A　　12. D

第二章　老年人的起居保健

1. B　　2. D　　3. A　　4. C　　5. D　　6. B　　7. C　　8. A　　9. D　　10. E
11. B　　12. E　　13. A

第三章　老年人的饮食保健

1. C　　2. B　　3. C　　4. D　　5. D　　6. B　　7. B　　8. D　　9. C　　10. A
11. C　　12. C　　13. C　　14. C　　15. A　　16. E　　17. B

第四章　老年人的运动保健

1. C　　2. D　　3. B　　4. E　　5. C　　6. D　　7. E　　8. D　　9. B　　10. A
11. C　　12. E　　13. A　　14. C　　15. C　　16. C　　17. E　　18. D　　19. C　　20. B

第五章　老年人的心理保健

1. A　　2. B　　3. E　　4. D　　5. C　　6. E　　7. B　　8. D　　9. E　　10. E
11. E　　12. E　　13. B

第六章　老年人的药物保健

1. C　　2. B　　3. A　　4. D　　5. E　　6. E　　7. D　　8. B　　9. B　　10. A
11. C　　12. D　　13. A　　14. A　　15. D

第七章　老年人的四季养生

1. D　　2. C　　3. E　　4. A　　5. D　　6. A　　7. B　　8. C　　9. E　　10. C
11. D　　12. A　　13. B　　14. D　　15. E　　16. C　　17. C

第八章　老年人常见健康问题的预防保健

1. D　　2. C　　3. E　　4. C　　5. A　　6. A　　7. E　　8. B　　9. D　　10. E
11. E　　12. A　　13. C　　14. B

第九章　老年人常见疾病的预防保健

1. E	2. B	3. C	4. C	5. A	6. D	7. D	8. B	9. E	10. B
11. C	12. D	13. E	14. A	15. C	16. B	17. D	18. E	19. C	20. A
21. B	22. D	23. E	24. C	25. E	26. E	27. D	28. E	29. D	30. E
31. A	32. B	33. D							

教学大纲

一、课程性质

老年保健是中等卫生职业教育护理、助产专业一门重要的专业（技能）方向课程。本课程的主要内容包括老年保健原则、任务和策略；老年人的起居、饮食、运动、心理、药物保健；老年人的四季养生；老年人常见健康问题与疾病的预防保健。本课程的任务是使学生掌握老年身体、心理预防保健知识，并能对老年人存在的健康问题采取预防保健措施。通过本课程学习，提升学生的老年保健专业知识与技能的综合能力。本课程的先修课程包括护理学基础、内科护理、外科护理。同步和后续课程包括老年护理、社区护理等。

二、课程目标

通过本课程的学习，学生能够达到下列要求：

（一）职业素养目标

1. 具有老年预防保健的基本知识和技能。

2. 具有对老年人进行自我保健指导的基本能力。

3. 具有初步开展社区老年预防保健的能力。

（二）专业知识和技能目标

1. 掌握老年人生活起居、饮食、运动、心理、药物、四季养生等预防保健措施。

2. 掌握老年人常见健康问题、常见疾病的预防保健。

3. 熟悉老年保健的原则、任务和策略。

4. 了解老年保健的概念、服务对象的特点。

5. 熟练掌握老年人饮食、运动、药物等自我保健的措施。

6. 学会老年人养生、心理、常见健康问题和常见疾病的自我保健。

三、教学时间分配

教学内容	学时		
	理论	实践	合计
一、绪论	1		1
二、老年人的起居保健	1		1
三、老年人的饮食保健	1		1
四、老年人的运动保健	2		2
五、老年人的心理保健	2		2

教学内容	学时		
	理论	实践	合计
六、老年人的药物保健	1		1
七、老年人的四季养生	1		1
八、老年人常见健康问题的预防保健	3		3
九、老年人常见疾病的预防保健	6	2	8
合　　计	18	2	20

四、课程内容和要求

单元	教学内容	教学要求	教学活动参考	参考学时	
				理论	实践
一、绪论	（一）老年保健概述		理论讲授	1	
	1. 老年保健的概念	掌握	教学录像		
	2. 老年保健的重点人群	掌握	小组讨论		
	3. 国内外老年保健的发展	了解			
	（二）老年保健的原则、任务和策略				
	1. 老年保健原则	熟悉			
	2. 老年保健任务	熟悉			
	3. 老年保健策略	熟悉			
	（三）老年人自我保健和健康行为促进				
	1. 老年人自我保健	掌握			
	2. 自我保健的环节	掌握			
	3. 老年人的健康行为与促进	熟悉			
二、老年人的起居保健	（一）老年人的居家环境		理论讲授	1	
	1. 老年人居家环境危险因素评估	熟悉	案例教学		
	2. 老年人舒适的居室环境	掌握	小组讨论		
	（二）老年人的起居生活		教学录像		
	1. 老年人健康生活方式的意义与原则	了解	情境教学		
	2. 不良的生活方式对健康的影响	熟悉			
	3. 老年人常见的健康生活方式	掌握			

续表

单元	教学内容	教学要求	教学活动参考	参考学时	
				理论	实践
三、老年人的饮食保健	（一）老年人的饮食与营养		理论讲授	1	
	1. 老年人的营养需求	熟悉	案例分析		
	2. 影响老年人营养摄取的因素	熟悉	教学录像		
	（二）老年人的饮食保健方法		小组讨论		
	1. 老年人的饮食保健原则	掌握			
	2. 老年人的饮食保健措施	掌握			
四、老年人的运动保健	（一）老年人运动保健的作用与原则		理论讲授	2	
	1. 老年人运动保健的作用	熟悉	案例分析		
	2. 老年人运动保健的原则	掌握	角色扮演		
	3. 老年人运动保健的注意事项	掌握	教学录像		
	4. 老年人的运动处方	了解	情境教学		
	（二）老年人运动保健的方法				
	1. 老年人运动能力评估	掌握			
	2. 老年人运动保健的项目	掌握			
	3. 特殊老年人的活动	熟悉			
五、老年人的心理保健	（一）老年人常见的心理特点及影响因素		理论讲授	2	
			案例分析		
	1. 老年人的心理特点	了解	角色扮演		
	2. 老年人心理变化的影响因素	了解	教学录像		
	（二）老年人心理保健的原则与方法		情境教学		
	1. 老年人心理健康的概念	熟悉	小组讨论		
	2. 老年人心理保健的原则	熟悉			
	3. 老年人心理保健的方法	掌握			
	（三）老年人常见的心理问题及预防保健				
	1. 脑衰弱综合征	掌握			
	2. 焦虑	掌握			
	3. 抑郁	掌握			
	4. 孤独	掌握			
	5. 自卑	掌握			
	6. 丧偶与再婚	掌握			
	7. "空巢"综合征	掌握			
	8. 离退休综合征	掌握			
	9. 高楼住宅综合征	掌握			

单元	教学内容	教学要求	教学活动参考	参考学时 理论	参考学时 实践
六、老年人的药物保健	（一）老年人用药特点与原则		理论讲授	1	
	1. 老年人的用药特点	了解	案例分析		
	2. 老年人的用药原则	掌握	角色扮演		
	（二）老年人常见药物不良反应和原因		教学录像		
			情境教学		
	1. 老年人常见药物不良反应	熟悉	小组讨论		
	2. 老年人药物不良反应发生率高的原因	熟悉			
	（三）老年人安全用药的保健指导				
	1. 全面评估老年人的用药情况	了解			
	2. 密切观察和预防药物不良反应	熟悉			
	3. 提高老年人用药依从性	掌握			
七、老年人的四季养生	（一）老年人春季养生		理论讲授	1	
	1. 起居养生	掌握	案例分析		
	2. 运动养生	掌握	教学录像		
	3. 精神养生	熟悉	小组讨论		
	4. 饮食养生	掌握			
	5. 预防疾病	掌握			
	（二）老年人夏季养生				
	1. 起居养生	掌握			
	2. 运动养生	掌握			
	3. 精神养生	熟悉			
	4. 饮食养生	掌握			
	5. 预防疾病	掌握			
	（三）老年人秋季养生				
	1. 起居养生	掌握			
	2. 运动养生	掌握			
	3. 精神养生	熟悉			
	4. 饮食养生	掌握			
	5. 预防疾病	掌握			
	（四）老年人冬季养生				
	1. 起居养生	掌握			
	2. 运动养生	掌握			
	3. 精神养生	熟悉			
	4. 饮食养生	掌握			
	5. 预防疾病	掌握			

续表

单元	教学内容	教学要求	教学活动参考	参考学时	
				理论	实践
八、老年人常见健康问题的预防	（一）食欲缺乏		理论讲授	3	
	1. 健康问题概述	熟悉	案例分析		
	2. 预防保健措施	掌握	角色扮演		
	（二）便秘		教学录像		
	1. 健康问题概述	熟悉	情境教学		
	2. 预防保健措施	掌握	小组讨论		
	（三）尿失禁				
	1. 健康问题概述	熟悉			
	2. 预防保健措施	掌握			
	（四）失眠				
	1. 健康问题概述	了解			
	2. 预防保健措施	掌握			
	（五）腰背痛与腿痛				
	1. 健康问题概述	熟悉			
	2. 预防保健措施	掌握			
	（六）跌倒				
	1. 健康问题概述	了解			
	2. 预防保健措施	掌握			
	（七）视觉障碍				
	1. 健康问题概述	熟悉			
	2. 预防保健措施	掌握			
	（八）听力障碍				
	1. 健康问题概述	熟悉			
	2. 预防保健措施	掌握			
	（九）皮肤瘙痒				
	1. 健康问题概述	熟悉			
	2. 预防保健措施	掌握			
九、老年人常见疾病的预防保健	（一）上呼吸道感染		理论讲授	6	
	1. 疾病概述	熟悉	案例分析		
	2. 保健指导	掌握	角色扮演		
	（二）慢性阻塞性肺疾病		教学录像		
	1. 疾病概述	熟悉	情境教学		
	2. 保健指导	掌握	小组讨论		
	（三）高血压		教学见习		
	1. 疾病概述	熟悉			
	2. 保健指导	掌握			

单元	教学内容	教学要求	教学活动参考	参考学时	
				理论	实践
	（四）冠状动脉粥样硬化性心脏病				
	1. 疾病概述	熟悉			
	2. 保健指导	掌握			
	（五）脑血栓形成				
	1. 疾病概述	熟悉			
	2. 保健指导	掌握			
	（六）高脂血症				
	1. 疾病概述	熟悉			
	2. 保健指导	掌握			
	（七）老年糖尿病				
	1. 疾病概述	熟悉			
	2. 保健指导	掌握			
	（八）骨质疏松症				
	1. 疾病概述	熟悉			
	2. 保健指导	掌握			
	（九）痛风				
	1. 疾病概述	熟悉			
	2. 保健指导	掌握			
	（十）阿尔茨海默病				
	1. 疾病概述	熟悉			
	2. 保健指导	掌握			
	实践一： 老年冠心病的保健指导	熟练掌握	临床见习 案例分析 技能实践		1
	实践二： 脑血管病人的保健指导	熟练掌握	临床见习 案例分析 技能实践		1

五、说明

（一）教学安排

本教学大纲主要供中等卫生职业教育护理、助产专业教学使用,第三学期开设,总学时为 20 学时,其中理论教学 18 学时,实践教学 2 学时。学分为 1 学分。

（二）教学要求

1. 本课程对理论部分教学要求分为掌握、熟悉、了解 3 个层次。掌握:指对基本知识、基本理论有较深刻的认识,并能综合、灵活地运用所学的知识解决实际问题。熟悉:指能够领会概念、原理的基本含义,解释护理现象。了解:指对基本知识、基本理论能有一定的认识,

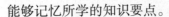

能够记忆所学的知识要点。

2. 本课程重点突出以岗位胜任力为导向的教学理念，在实践技能方面分为熟练掌握和学会 2 个层次。熟练掌握：指能独立、规范地解决老年人饮食、运动、药物等自我保健，完成对老年人进行自我保健指导。学会：指在教师的指导下能初步实施老年人养生、心理、常见健康问题和常见疾病的自我保健。

（三）教学建议

1. 本课程依据护理岗位的工作任务、职业能力要求，强化理论实践一体化，突出"做中学、做中教"的职业教育特色，根据培养目标、教学内容和学生的学习特点以及职业资格考核要求，提倡项目教学、案例教学、任务教学、角色扮演、情境教学等方法，利用校内外实训基地，将学生的自主学习、合作学习和教师引导教学等教学组织形式有机结合。

2. 教学过程中，可通过测验、观察记录、技能考核和理论考试等多种形式对学生的职业素养、专业知识和技能进行综合考评。应体现评价主体的多元化，评价过程的多元化，评价方式的多元化。评价内容不仅关注学生对知识的理解和技能的掌握，更要关注知识在临床护理实践中运用与解决实际问题的能力水平，重视护士职业素质的形成。

中英文名词对照索引

参 考 文 献

1. 许方蕾. 老年保健. 上海：复旦大学出版社,2014.

2. 王艳梅. 老年护理学. 上海：上海科学技术出版社,2010.

3. 陈长香. 老年护理学. 第 2 版. 北京：人民卫生出版社,2014.

4. 宋洁. 老年护理学. 长沙：湖南科技出版社,2013.

5. 化前珍. 老年护理学. 第 3 版. 北京：人民卫生出版社,2012.

6. 彭萍. 食品营养与卫生. 第 2 版. 武汉：武汉大学出版社,2012.

7. 李胜利. 营养与膳食. 北京：人民卫生出版社,2004.

8. 郭松涛. 人生保健. 北京：中医古籍出版社,2012.

9. 杨峰. 人体奥秘保健养生. 北京：中央编译出版社,2011.

10. 任素杰,李丹. 老年人的保健护理. 北京：北京科学技术出版社,2000.

11. 孟庆轩. 老年人运动养生. 北京：中国社会出版社,2011.

12. 林耿明. 中国老年人运动指南. 北京：中国医药科技出版社,2013.

13. 姜小鹰. 老年人家庭护理. 北京：人民卫生出版社,2013.

14. 王艳梅. 老年护理学. 北京：人民卫生出版社,2013.

15. 邹震,庞大春,李庆堂. 家庭养老护理. 北京：中国工人出版社,2011.

16. 欣悦. 日月星辰里的养生秘诀. 北京：中国纺织出版社,2009.

17. 《中国高血压患者教育指南》编撰委员会. 中国高血压患者教育指南. 北京：人民卫生出版社,2014.

18. 王国强. 中医养生保健手册. 北京：中国中医药出版社,2011.

19. 吴之明. 老年护理. 北京：高等教育出版社,2012.

20. 张瑞丽,章稼. 老年护理. 北京：高等教育出版社,2013.

21. 王艳梅. 老年护理学. 北京：人民卫生出版社,2013.

22. 谢惠民. 老年人合理用药与抗衰老药. 第 2 版. 北京：人民卫生出版社,2013.

23. 张建,范利. 老年医学. 第 2 版. 北京：人民卫生出版社,2014.

24. 顾凯娟. 慢性阻塞性肺疾病患者的健康教育与用药指导. 航空航天医药,2010,04(21):583.

25. 李伟,孙静. 离退休老年人心理健康状况及其与社会支持和心理韧性的关系. 中国全科医学,2014,17(6):1898-1901.

26. 王方兵,吴瑞君,桂世勋. 老龄化背景下国外老年人住房发展及对上海的启示. 兰州学刊,2014,11.

27. 吴筱珍,陈云天. 运动处方的概念及相关研究. 淮北师范大学学报,2012,33(2):78-81.

28. 刘文霞. 太极拳的历史源流考述. 兰台世界,2012(25):41-42.

29. 王苏容,徐旭娟. 老年人用药依从性的影响因素及护理进展. 护理研究,2007,21(7):1883-1884.